Den Diabetes im Griff

Ein Handbuch für Patientinnen und Patienten mit Diabetes mellitus Typ 2

Inhalt

Wie Sie dieses Buch nutzen können

Sie halten dieses Buch in Händen, weil Sie sich entschlossen haben, am Behandlungsprogramm AOK-Curaplan für Menschen mit Diabetes Typ 2 teilzunehmen. Eine gute Entscheidung – denn Curaplan bietet Ihnen die bestmögliche Behandlung und damit die Chance, auch mit der chronischen Krankheit Diabetes ein gutes Leben zu führen.

Dieses Buch soll Sie dabei begleiten. Es erklärt, wie Diabetes Typ 2 entsteht und wie die Erkrankung behandelt wird, es schildert mögliche Probleme und wie Sie sie am besten verhindern können. Vor allem aber erfahren Sie, wie viel Sie selbst in Ihrem Alltag ganz praktisch zum Erfolg der Behandlung beitragen können. Denn Sie haben großen Einfluss darauf, dass nicht der Diabetes Ihr Leben beherrscht, sondern dass Sie Ihren Diabetes beherrschen.

Dabei hilft es, über die Krankheit und die Therapie gut Bescheid zu wissen. Versuchen Sie darum, dieses Buch für sich zu nutzen – so, wie es für Sie passt. Sie können es von vorn bis hinten durchlesen, sich aber erst mal auch nur einzelne Abschnitte aussuchen. An vielen Stellen wird auf ergänzende Themen an anderer Stelle im Buch verwiesen, sodass Sie dort bei Interesse weiterlesen können. Und am Schluss des Buches können Sie jederzeit alle wichtigen Begriffe nachschlagen.

Vielleicht wollen Sie unseren Ratgeber aber auch je nach Bedarf verwenden – immer dann, wenn bestimmte Fragen gerade für Sie wichtig werden. Denn nicht jede Information hilft Ihnen zu jedem Zeitpunkt. Und das Informationsbedürfnis ändert sich im Lauf der Zeit häufiger. Direkt nach der Diagnose stellen sich zum Beispiel andere Fragen als später, wenn die Krankheit schon länger zum Leben gehört.

Es kann auch hilfreich sein, bestimmte Teile mehrmals zu lesen. Diabetes ist eine komplexe Krankheit – Sie müssen nicht alles auf einmal verstehen. Ohnehin bleibt der wichtigste Ratgeber Ihr Arzt*. Keine schriftliche Information ersetzt seine individuell auf Sie zugeschnittenen Empfehlungen. Auch dieses Buch soll nicht an die Stelle des Arzt-Patient-Gespräches treten, sondern es sinnvoll ergänzen. Fragen Sie in der Sprechstunde nach, wann immer Sie etwas genauer wissen wollen oder sich beim Lesen dieses Buches neue Fragen ergeben. Sie haben ein Recht auf klare, verständliche Informationen. Ihr Arzt und die AOK unterstützen Sie dabei gern.

Ihre AOK

* Aus Gründen der besseren Lesbarkeit wird in diesem Buch die männliche Form verwendet. Gemeint sind in allen Fällen jedoch selbstverständlich immer beide Geschlechter.

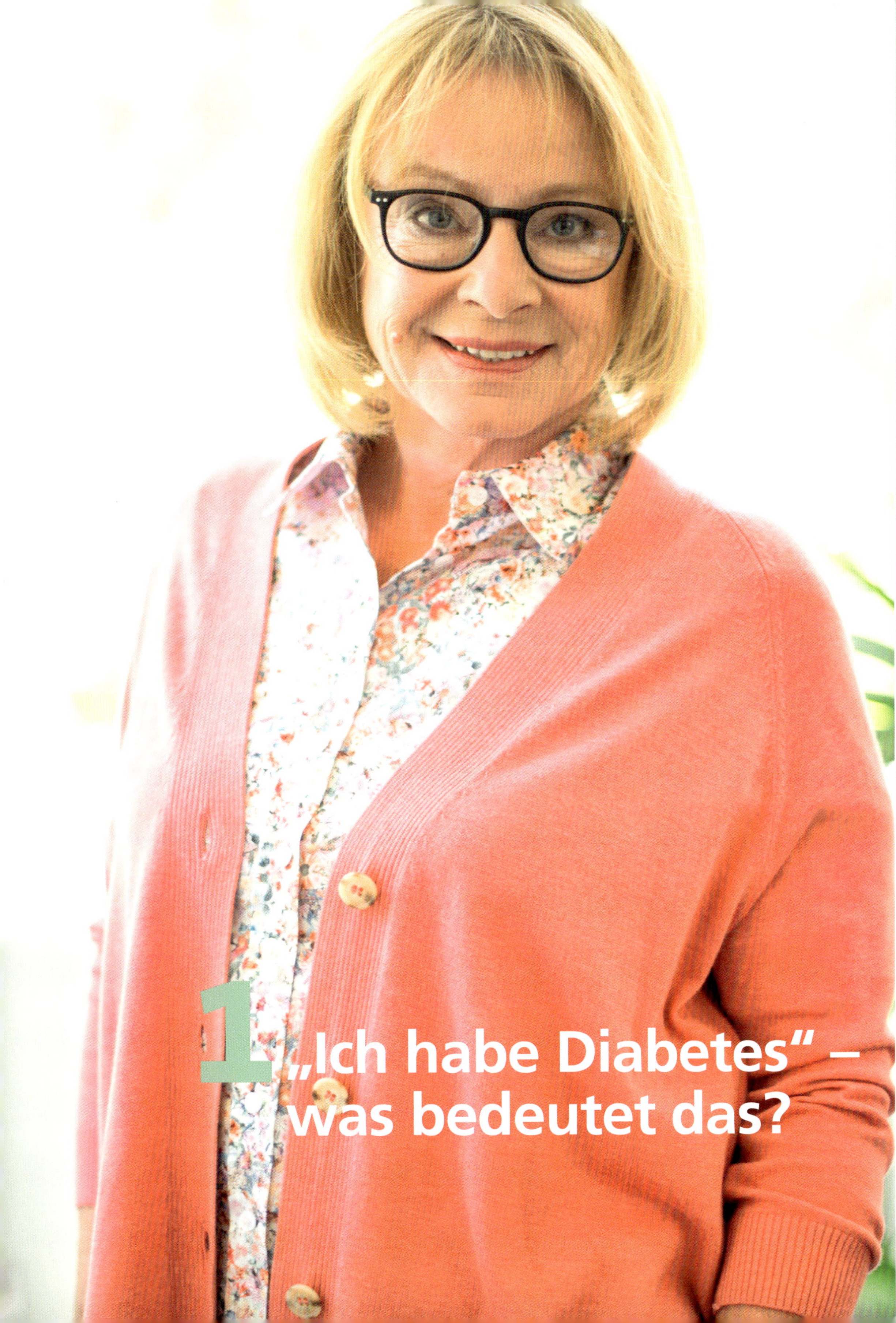

1 „Ich habe Diabetes“ – was bedeutet das?

„Ich habe Diabetes" – was bedeutet das?

In diesem Kapitel erfahren Sie etwas über die Ursachen des Diabetes und warum Sie die Erkrankung unbedingt ernst nehmen sollten, auch wenn sie anfangs keine Schmerzen verursacht. Außerdem geht es um die Frage, ob jemand selbst schuld an seiner Diabeteserkrankung ist. Und schließlich finden Sie Informationen darüber, wie es nach der Diagnose weitergeht und worauf es bei einem Leben mit Diabetes ankommt.

Was im Körper schiefläuft

Nicht zu wenig Zucker – und nicht zu viel

Zucker ist Leben. Das klingt übertrieben – aber es stimmt. Denn ohne Zucker würde keines unserer Organe funktionieren, kein Muskel sich bewegen. Wir könnten nicht laufen, denken oder atmen. Zucker ist der wichtigste Energielieferant für unsere Körperzellen. Wie ein Auto ohne Benzin nicht fährt, läuft im Körper ohne Zucker nichts. Zugleich kommt es auf das richtige Maß an: Zu viel Zucker schadet auf Dauer dem Körper und auch zu wenig ist nicht gesund. Ein feines Regelsystem hält daher normalerweise die Zuckermenge im Blut in einem passenden Rahmen. Bei Menschen mit Diabetes Typ 2 ist dieses System gestört: Es kreist dauerhaft zu viel Zucker im Blut.

Reise mit Hindernissen

Warum ist das so? Um es zu verstehen, hilft ein Blick auf die Reise des Zuckers durch den Körper. Zunächst verarbeiten Magen und Darm die Kohlenhydrate in der Nahrung und zerlegen sie in kleinste Zuckerbestandteile. Diese kleinste Einheit ist die Glukose. Die Zuckerteilchen werden über die Darmwand ins Blut geschleust. Im Blut wandern sie zu den Zellen im ganzen Körper.

Der Zuckerstoffwechsel

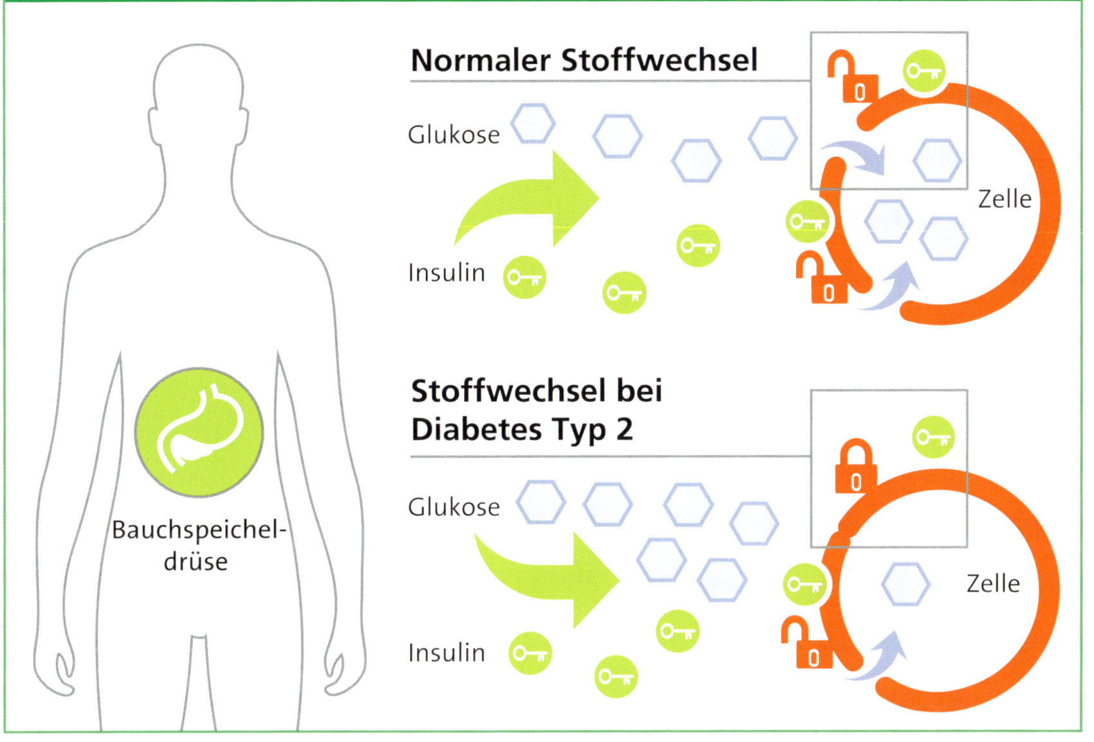

Das in der Bauchspeicheldrüse produzierte Insulin öffnet dem Zucker den Weg in die Zelle (oben). Bei Diabetikern sprechen die Zellwände nicht mehr richtig auf das Insulin an. Die Zellen erhalten zu wenig „Nahrung“, der Zucker bleibt im Blut (unten)

Das Ziel ist, in das Innere der Zellen zu gelangen – denn nur dort kann Zucker in Energie verwandelt werden.

Unverzichtbar: Das Hormon Insulin

Doch bei Menschen mit Diabetes stockt an den Zellwänden die Reise des Zuckers. Die Tore ins Innere der Zellen öffnen sich nicht weit genug. Das liegt daran, dass ein wichtiger Helfer seinen Job nicht mehr richtig machen kann: das Hormon Insulin. Es wird in der Bauchspeicheldrüse (Pankreas) gebildet und kann – wie eine Art Hausmeister – dem Zucker die Zelltore aufschließen.

Beim Typ-2-Diabetiker funktioniert das nicht mehr richtig. Meist liegt das daran, dass zwar Insulin vorhanden ist, die Zellwände aber zu stark verändert sind: Die Türschlösser sind sozusagen beschädigt, das Insulin kann dem Zucker die Tore nicht mehr öffnen. Die Mediziner sprechen dann von einer Insulinresistenz, weil die Zellen auf das Insulin nicht mehr richtig reagieren (Resistenz = Widerstand).

Von der Insulinresistenz zum Insulinmangel

Die Bauchspeicheldrüse gibt nicht so schnell auf. Sie versucht lange, die schlechte Wirkung des Insulins auszugleichen, indem sie überaktiv mehr davon produziert. Doch irgendwann überfordert diese Überproduktion die Drüsenzellen. Sie machen schlapp und können immer weniger Insulin bereitstellen. Jetzt kommt zur Insulinresistenz noch der Insulinmangel.

Beides führt dazu, dass zu wenig Glukose in die Zellen gelangt und in Energie umgewandelt wird. Menschen mit Diabetes fühlen sich deshalb oft müde und abgeschlagen. Dadurch aber bleibt der Zucker im Blut. Der Zuckergehalt des Blutes steigt an, es kommt zur Hyperglykämie (hyper = zu viel; Glyk = Zucker; ämie = im Blut). Dieser erhöhte Blutzuckerspiegel ist das eigentliche Problem des Diabetes mellitus.

Warum ist Diabetes überhaupt gefährlich?

„Diabetes tut nicht weh" heißt es oft. Tatsächlich gilt die Störung als „Krankheit auf leisen Sohlen". Denn hohe Blutzuckerwerte machen sich lange Zeit nicht oder kaum bemerkbar. Und die

Kurz erklärt: Diabetes Typ 1 und 2

Bei Typ-2-Diabetikern entwickelt sich der Insulinmangel meist erst nach einiger Zeit aus einer Insulinresistenz. Hier liegt der Hauptunterschied zum Diabetes Typ 1: Diese Störung geht immer auf eine defekte Bauchspeicheldrüse zurück. Die Zellen, die Insulin produzieren, werden vom körpereigenen Immunsystem angegriffen und können kein Insulin oder nur noch sehr wenig herstellen. Deshalb müssen Menschen mit Typ-1-Diabetes immer Insulin spritzen. Bei Diabetes Typ 2 ist das oft nicht nötig oder lässt sich lange hinauszögern.

meisten körperlichen Anzeichen sind nicht sehr speziell. Sie könnten viele Gründe haben. Mögliche Krankheitszeichen (Symptome) sind:

- starker Durst
- verstärkter Appetit bis zum Heißhunger
- starker Harndrang, häufiges Wasserlassen
- Müdigkeit und schnelle Erschöpfung
- trockene, juckende Haut
- schlechtere Heilung auch kleiner Wunden
- kribbelnde, manchmal taube Füße und Beine
- verschlechtertes Sehen

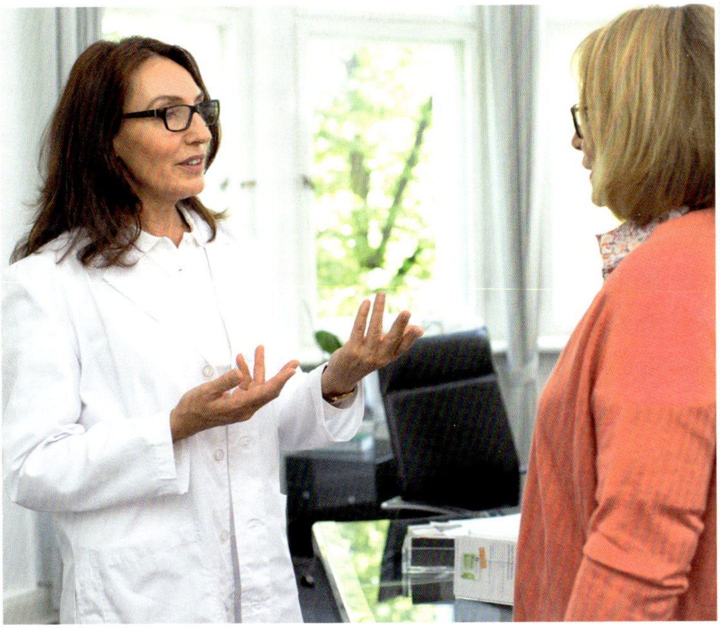

Wenn der Diabetes rechtzeitig behandelt wird, lässt er sich gut kontrollieren

Die unterschätzte Gefahr

Diese Beschwerden treten aber nicht bei allen Patienten auf. Manchmal verschwinden sie auch schnell wieder oder sind nur schwach ausgeprägt. Von Ihrem Diabetes spüren Sie also vielleicht lange so gut wie nichts. Das hat seine Tücken. Denn das Fehlen von Symptomen bewirkt, dass die Krankheit manchmal spät entdeckt wird. Und es verlockt dazu, die Krankheit zu unterschätzen, nach dem Motto: „Was ich nicht spüre, schadet mir nicht – also muss ich nichts tun.“ Doch das wäre gefährlich. Die Folgen der Blutzuckerstörung entwickeln sich zwar langsam, sie können aber irgendwann zu ernsten Beschwerden führen. Diese sind dann auch immer deutlicher zu spüren (→ Seite 88 ff.). Das lässt sich nur verhindern, wenn Ihr Diabetes so früh wie möglich behandelt wird und Sie dabei intensiv mitarbeiten.

Je früher der Diabetes behandelt wird, umso besser

Ein stark überhöhter Blutzucker kann dazu führen, dass der gesamte Stoffwechsel entgleist. Der Blutzucker kann über Tage auf über 600 mg/dl (33,3 mmol/l) ansteigen, was zu einer massiven

Zuckerausscheidung über den Urin führt. Symptome wie starker Durst und ständiges Wasserlassen nehmen dann immer weiter zu. Die Patienten fühlen sich schlapp, können Herzrasen, Sehprobleme und Wadenkrämpfe bekommen sowie Gewicht verlieren. Im Extremfall droht Bewusstlosigkeit und sogar ein diabetisches Koma, das nur in einer Klinik in den Griff zu bekommen ist (→ Seite 79 ff.). Solche dramatischen Krisen sind bei Diabetikern vom Typ 2 selten, viele erleben sie nie. Die langfristigen Risiken zu hoher Zuckerwerte aber betreffen jeden Menschen mit Diabetes.

Wenn eines zum anderen kommt

Zu viel Zucker im Blut erhöht das Risiko von Herz- und Gefäßkrankheiten wie Herzinfarkt oder Schlaganfall. Weil diese Erkrankungen auf Schädigungen der großen Blutgefäße zurückgehen, spricht der Arzt auch von „makrovaskulären“ (makro = groß, vaskulär = die Blutgefäße betreffend) Komplikationen des Diabetes. Ein über viele Jahre erhöhter Blutzucker kann aber auch die Netzhaut des Auges und die Nieren angreifen. Ursache für diese Erkrankungen ist die Schädigung der kleinen Blutgefäße. Diese Erkrankungen werden darum auch als „mikrovaskuläre“ (mikro = klein) Folgeerkrankungen des Diabetes bezeichnet.

Das Grundproblem: Ein dauerhaft erhöhter Blutzucker

Der Hauptgrund für alle diese Erkrankungen: Erhöhte Blutzuckerwerte fördern die Arteriosklerose (Arterio = Ader; Sklerose = Verhärtung). Das bedeutet, dass die Wände der Blutgefäße durch Ablagerungen immer steifer werden und sich der Durchmesser der Adern verengt. Weil dieselbe Menge Blut durch ein enge-

Kurz erklärt: Das metabolische Syndrom

Bei vielen Menschen mit Diabetes Typ 2 sind nicht nur Blutzucker und Blutdruck zu hoch. Sie haben außerdem auch Übergewicht und einen gestörten Fettstoffwechsel. Daraus können weitere negative Wechselwirkungen entstehen. Der Arzt nennt dieses Krankheitsbild „metabolisches Syndrom“. Wenn diese Störungen nicht behandelt werden, kann sich eine gefährliche gesundheitliche Abwärtsspirale entwickeln.

res, steiferes „Rohr“ fließen muss, steigt der Blutdruck, bis er zu hoch ist. Die Mediziner sprechen von Hypertonie (Hyper = zu viel; Tonie = Druck).

Die meisten Menschen mit Typ-2-Diabetes haben häufig zudem einen zu hohen Blutdruck (→ Seite 90 f.). Dieser ist aber nicht nur eine Folge der Arteriosklerose, sondern verstärkt sie auch weiter. Denn hoher Druck in den Adern fördert ebenfalls die gefürchteten Ablagerungen in den Gefäßwänden. Deshalb ist es besonders problematisch, wenn zu hoher Blutzucker und zu hoher Blutdruck zusammenkommen. Doch selbst dann ist es möglich, die Krankheit durch eine konsequente Behandlung und Ihr eigenes Verhalten auszubremsen.

Auch mehrfach kranke Patienten können ihre Gesundheit verbessern

„Selbst schuld?“ – wie Diabetes entsteht

Irgendwann stellen sich wohl alle Menschen mit Diabetes Typ 2 die Frage, warum die Krankheit gerade sie getroffen hat. Manche hadern mit sich, andere werden wütend. Und einige bekommen ein schlechtes Gewissen und Schuldgefühle – zum Beispiel, weil sie beim Essen manchmal ordentlich zuschlagen und überschüssige Pfunde einfach nicht loswerden. Auch Äußerungen aus der Familie, von Freunden oder Kollegen können einem das Gefühl geben: Wer Diabetes hat, ist selbst schuld. Stimmt das?

Zunächst einmal sollten Sie wissen, dass sich ein paar Faktoren, die Diabetes begünstigen, nicht verändern lassen. Das ist zum einen das Alter, denn in den späteren Lebensjahren steigt das Risiko für Diabetes. Zum anderen spielt bei Typ-2-Diabetes die Vererbung eine viel größere Rolle als bei Diabetes Typ 1. Genaue Zahlen gibt es nicht, aber bei etwa der Hälfte der betroffenen Menschen tritt Diabetes Typ 2 in der näheren Familie mehrfach auf. Daher ist es auch für Ihre nächsten Blutsverwandten – zum Beispiel Ihre Kinder – wichtig, sich gut zu ernähren und sich genug zu bewegen. Und es gilt: Als Typ-2-Diabetiker sollten Sie aufmerksam sein, wenn Sie bei Ihren nahen Verwandten Anzeichen bemerken, die auf einen Diabetes hinweisen könnten.

Einige Risikofaktoren können wir nicht beeinflussen

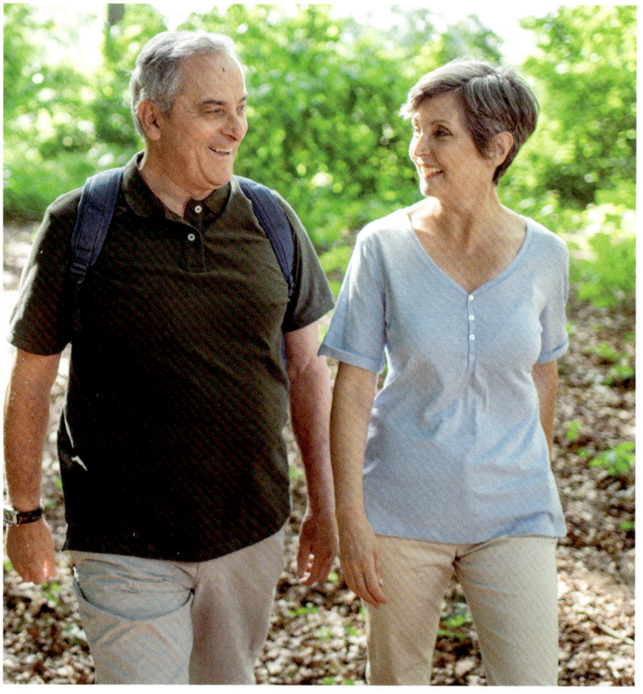

Bewegung hilft, den Diabetes unter Kontrolle zu halten

Was Sie selbst in der Hand haben

Die genetischen Anlagen machen es aber nur wahrscheinlicher, dass jemand zuckerkrank wird. Es passiert auch dann nicht automatisch. Diabetes entsteht meist erst, wenn zur ererbten Veranlagung weitere Faktoren dazukommen. Das Risiko für einen Diabetes steigt vor allem durch

- Übergewicht (vor allem durch zu viel Bauchfett) (→ Seite 26 f.)
- ungesunde Ernährung (zum Beispiel ballaststoffarme, fettreiche Kost, wenig Gemüse, viele Fertiggerichte)
- zu wenig Bewegung

Auch Rauchen, zu viel Alkohol und anhaltender Stress ohne ausgleichende Entspannung verschlechtern auf Dauer die Zuckerkrankheit.

Ursachen wie diese können Sie natürlich wirklich selbst beeinflussen – und zwar nur Sie. Das heißt aber nicht, dass Sie selbst schuld an Ihrer Krankheit sind. Denn nicht jeder, der gerne schlemmt oder Sport am liebsten im Fernsehen sieht, bekommt Diabetes. Und ein gesunder Lebensstil fällt nicht allen gleich leicht. Ob er gelingt, ist von vielen Faktoren abhängig – von körperlichen Voraussetzungen genauso wie von der individuellen Persönlichkeit, von Arbeits- und Lebensbedingungen und von der Lebensgeschichte.

Die Frage nach der Schuld ist falsch gestellt

Die Frage nach der Schuld ist aber auch aus einem anderen Grund problematisch: Sie führt in eine Sackgasse, in der Selbstvorwürfe jeden weiteren Schritt lähmen. Das ist eine schlechte Voraussetzung für das, was beim Diabetes so wichtig ist: den eigenen Weg im Leben mit der Krankheit zu finden und an den Stellschrauben zu drehen, die dem Körper helfen, die Zuckerkrankheit so gut wie möglich zu beherrschen.

Wie es nach der Diagnose weitergeht

Auf die Diagnose Diabetes reagieren Menschen ganz verschieden. Manche sind schockiert und wie vor den Kopf geschlagen, andere nehmen die Krankheit erst mal nicht so ernst. Einige denken sogar: „Das geht vorbei wie ein Schnupfen." Das ist leider falsch, denn Diabetes ist eine chronische Krankheit. Das heißt: Normalerweise begleitet diese Krankheit Sie durch Ihr ganzes weiteres Leben. Nur in einem sehr frühen Stadium lässt sich die Störung manchmal noch ganz stoppen. Oft kehrt sie aber auch dann später zurück.

Ein Diabetes geht nicht vorbei wie ein Schnupfen

Darauf kommt es jetzt an

Wie auch immer Sie selbst auf die Diagnose reagiert haben: Es kommt nun darauf an, dass Sie lernen, mit der Krankheit umzugehen. Das geht nicht von heute auf morgen, aber je eher Sie sich darauf einlassen, desto besser. Wichtig sind für Sie jetzt fünf Grundpfeiler:

Die medizinische Behandlung: Hauptziel ist, die Blutzuckerwerte zu senken, um mögliche Symptome zu verringern und Folgekrankheiten zu verhindern. Ein Team aus Ärzten und anderen Medizinprofis unterstützt Sie dabei. Und das Behandlungsprogramm AOK-Curaplan gewährleistet die bestmögliche Therapie (→ Seite 27 ff.).

Informationen und Schulungen: Diabetes lässt sich nur optimal behandeln, wenn Sie im Kampf gegen die Krankheit mit in den Ring steigen. Dabei helfen Ihnen Informationen von Ihrem Arzt und der AOK sowie der Besuch von Schulungen. Je besser Sie Bescheid wissen, desto besser werden Sie mit dem Diabetes klarkommen. Auch im Internet und in anderen Medien können

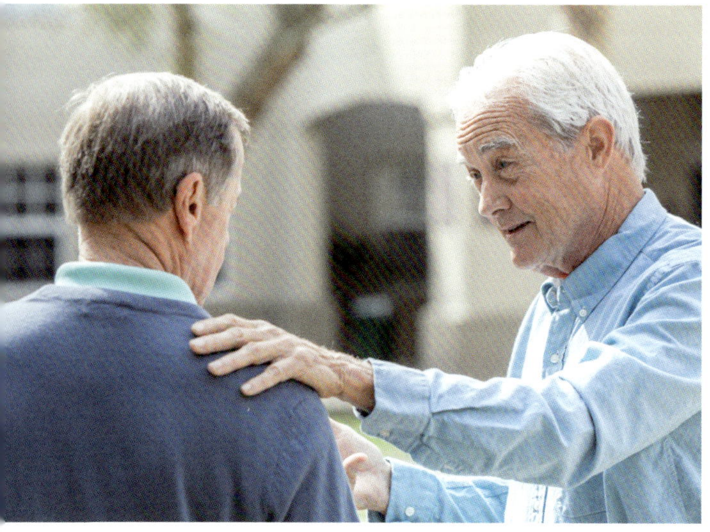

Der Partner oder die Partnerin, Verwandte und Freunde sind eine wichtige Stütze

Sie sich informieren. Manchen Menschen hilft es, sich mit anderen Diabetikern auszutauschen – Selbsthilfegruppen gibt es überall (➔ Seite 126).

Alltag und Lebensstil: Die Diagnose Diabetes stellt Ihren Lebensstil auf den Prüfstand. Was Sie essen, wie viel Sie sich bewegen, ob Sie rauchen oder viel Stress haben – all das hat Einfluss auf die Krankheit. Was wollen Sie ändern, was nicht? Wie schaffen Sie es, die Behandlung in Ihrem Alltag unterzubringen? Bei diesen Fragen hilft Ihnen Ihr Arzt. Die Entscheidung, wie Sie im Alltag mit Ihrer Krankheit umgehen, liegt dennoch bei Ihnen. Und es ist wichtig, sie immer wieder möglichst bewusst zu treffen (➔ Seite 32 ff.).

Familie, Freunde, Kollegen: Jeder Mensch braucht andere, die an seiner Seite sind – auch wenn es mal nicht rundläuft. Das gilt besonders, wenn eine Krankheit wie Diabetes Typ 2 das Leben belastet. Ziehen Sie sich dann möglichst nicht zurück. Ein paar Vertraute sollten genauer über Ihren Diabetes Bescheid wissen. Der gemeinsame Alltag wird dann leichter. Und falls es Ihnen mal akut schlechter geht, sollten Ihre Nächsten wissen, was zu tun ist (➔ Seite 106).

Auch die Seele braucht Aufmerksamkeit

Die Seele nicht zu kurz kommen lassen: Bei der Behandlung des Diabetes und seiner Folgen dreht sich vieles um den Körper. Die Seele kommt dabei oft zu kurz. Doch sie braucht dieselbe Aufmerksamkeit wie der Körper. Achten Sie darauf, lassen Sie es sich bewusst gut gehen. Und falls Ihnen die Kraft ausgeht und Sie wochenlang nur noch niedergeschlagen sind, müssen Sie das nicht aushalten. Sie sollten dann mit Ihrem Arzt besprechen, was Ihnen weiterhelfen kann (➔ Seite 82 ff.).

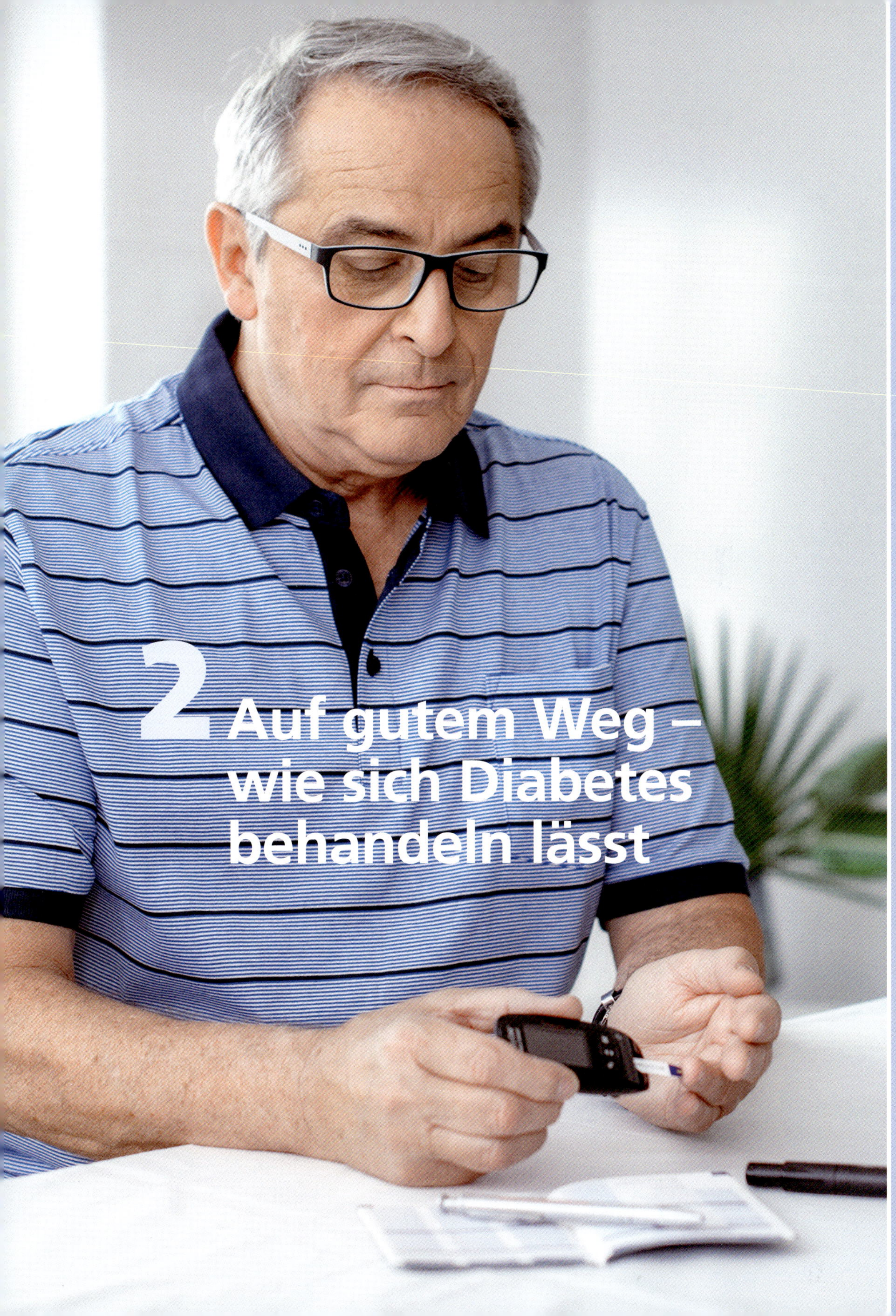

2 Auf gutem Weg – wie sich Diabetes behandeln lässt

Auf gutem Weg – wie sich Diabetes behandeln lässt

Wenn Diabetes eine chronische Erkrankung und nicht heilbar ist – welchen Sinn hat dann die Behandlung? Und was kann sie erreichen? In diesem Kapitel finden Sie die Antwort auf diese Fragen. Außerdem erhalten Sie einen Überblick über die Ziele und die verschiedenen Methoden der Behandlung. Und Sie erfahren, was ein strukturiertes Behandlungsprogramm ist und wie sich Ihre Teilnahme an dem Programm auf die Therapie auswirkt.

Gute Therapie folgt einem Plan

Zwei Behandlungziele stehen im Vordergrund

Die Behandlung Ihres Diabetes Typ 2 verfolgt zwei Hauptziele: Zum einen geht es darum, Ihre Lebensqualität zu erhalten oder sogar zu verbessern. Sie sollen also mit dem Diabetes so gut und so beschwerdefrei wie möglich leben. Das heißt, dass Sie keine Symptome wie Müdigkeit, Abgeschlagenheit und starken Durst mehr spüren und dass möglichst keine starken Stoffwechselentgleisungen auftreten. Zum anderen geht es um die Lebensdauer. Denn wenn der Diabetes schlecht oder gar nicht behandelt wird, können Folgeerkrankungen wie Herzinfarkt, Schlaganfall oder Nierenerkrankungen irgendwann lebensbedrohlich werden. Und auch das soll die Therapie verhindern.

Die Grundlage: Ernährung und Bewegung

Bei der Behandlung des Diabetes wird zwischen der Basistherapie und der medikamentösen Therapie unterschieden. Die Basistherapie dreht sich um alles, was Sie selbst tun können:

- gesunde Ernährung
- körperliche Bewegung und Sport

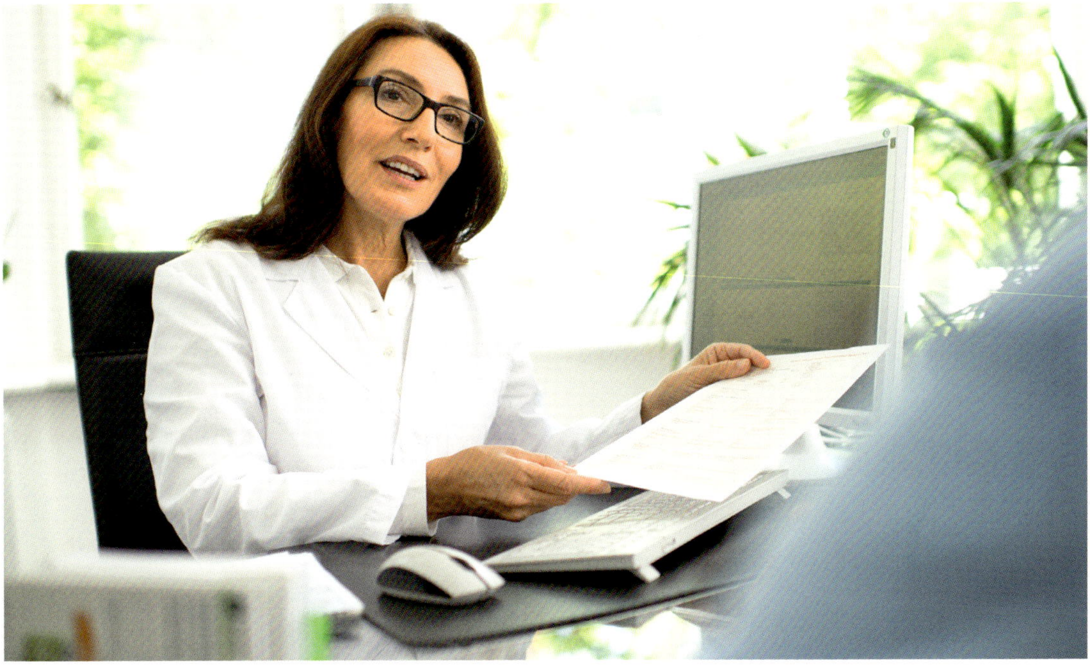

Die regelmäßigen Besuche bei der Ärztin oder beim Arzt sind ein wichtiges Element von strukturierten Behandlungsprogrammen

- Gewichtsabnahme (bei Übergewicht)
- Rauchstopp (falls Sie rauchen)

In einem frühen Stadium des Typ-2-Diabetes ist es möglich, allein mit einer konsequenten Basistherapie die Zuckerwerte so zu senken, dass keine oder kaum Medikamente nötig sind. Aber auch sonst bleibt die Basistherapie die Grundlage der Behandlung: Wenn sie gut funktioniert, brauchen Sie weniger Medikamente und können alle anderen Folgen des Diabetes länger hinausschieben (→ Seite 32 ff.).

Grundlage jeder erfolgreichen Therapie ist ein gesunder Lebensstil

Reicht der veränderte Lebensstil nicht aus, um den Blutzucker zu senken, beginnt die medikamentöse Therapie und der Arzt verordnet Tabletten. Sie werden als orale Antidiabetika (oral = durch den Mund zu verabreichen) bezeichnet. Die meisten Typ-2-Diabetiker bekommen ihre Blutzuckerwerte damit wieder ins Lot. Erst wenn sich der Wert nach einer bestimmten Zeit nicht bessert, kommt Insulin ins Spiel, ergänzend zu den Tabletten oder auch als alleiniges Medikament. Das betrifft aber keineswegs alle Patienten und lässt sich oft verhindern (→ Seite 52 ff.).

Die Therapie orientiert sich an den persönlichen Lebensumständen

Die Grundzüge der Therapie sind für alle Menschen mit Diabetes Typ 2 dieselben. Aber *den* Diabetes gibt es nicht, jeder Körper funktioniert im Detail ein wenig anders und jeder Mensch hat seine besonderen Lebensumstände und seine eigene Persönlichkeit. Deshalb legen Sie und Ihr Arzt gemeinsam individuelle Ziele für Ihre Behandlung fest. So entsteht ein Therapieplan, der auf Sie ganz persönlich abgestimmt ist.

Blutzucker und Co.: Auf diese Werte kommt es an

Ein zentraler Baustein Ihrer Behandlung ist die regelmäßige Kontrolle der wichtigsten Stoffwechselwerte. Sie zeigen, wie gut Ihre Therapie funktioniert und ob es nötig ist, etwas daran zu verändern. Darum sollten Sie die wichtigsten Werte und ihre Bedeutung kennen. Außerdem sollten Sie wissen, was Ihre Werte beeinflusst und wann sie zu hoch oder zu niedrig sind. Wenn diese Themen für Sie neu sind, geben Sie sich etwas Zeit. Sie müssen nicht alles sofort verstehen. Und fragen Sie Ihren Arzt, wenn Wichtiges unklar bleibt – er ist für Ihre Fragen da. Vielleicht empfiehlt er Ihnen auch eine Schulung, bei der Sie sich mit allem vertraut machen können.

Kurz erklärt: Die Maßeinheiten

Für den Blutzucker, die Glukose, gibt es zwei Maßeinheiten:

- mg/dl = Milligramm Zucker pro Deziliter Blut (ein Deziliter sind 100 Milliliter)
- mmol/l = Millimol pro Liter, mmol/l gibt die Menge des Zuckers als Teilchen pro Liter an

Um ihn dreht sich alles – der Blutzucker

Natürlich ist bei Diabetes Typ 2 der Blutzuckerwert zentral. Bei Zuckergesunden schwankt dieser Wert etwa zwischen 60 und 140 mg/dl; das sind 3,3 bis 7,8 Millimol pro Liter (mmol/l). Der Wert bleibt in diesem Rahmen – egal, ob jemand länger nichts isst oder gerade deftig getafelt hat. Bei Menschen mit Typ-2-Diabetes dagegen ist der Blutzucker ohne Behandlung ständig zu hoch und kann vor allem nach dem Essen auf extreme Werte steigen.

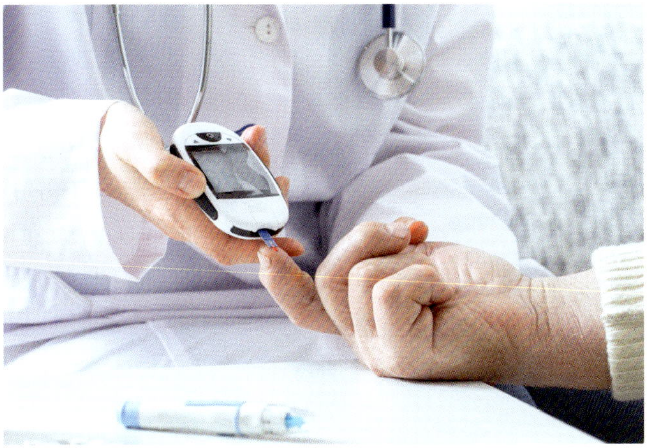

Keine Angst: Die Messung des Blutzuckers ist heute ein ganz einfacher und schmerzfreier Vorgang

Zu hoch bedeutet, dass die Blutglukose morgens auf nüchternen Magen gemessen höher als 6,9 mmol/l (125 mg/dl) oder nach Mahlzeiten höher als 11,0 mmol/l (199 mg/dl) ist. Diabetes liegt vor, wenn der Arzt diese Werte an zwei verschiedenen Tagen misst oder wenn die Werte einmal festgestellt wurden und der Patient außerdem die typischen Diabetessymptome zeigt. Damit sind auch die Voraussetzungen für die Teilnahme am Behandlungsprogramm für Typ-2-Diabetes erfüllt. Eine Einschreibung ist auch möglich, wenn ein Blutzuckerlangzeitwert von 6,5 Prozent (47,5 mmol/mol) und mehr gemessen worden ist. Eine weitere Möglichkeit zur Diagnosestellung hat der Arzt mit dem sogenannten Glukose-Toleranz-Test (oGTT). Dazu gibt er dem Patienten morgens ein Glas Wasser mit 75 g Traubenzucker zu trinken. Die Diagnose Diabetes gilt als gesichert, wenn der Blutzuckerwert zwei Stunden später noch über 11,0 mg/dl oder 199 mmol/l liegt.

Der Arzt kontrolliert regelmäßig den Blutzucker-langzeitwert

Für den Verlauf der Behandlung ist ein Wert besonders wichtig, der sogenannte Blutzuckerlangzeitwert HbA1c. Er zeigt, wie gut der Blutzucker in den acht bis zwölf Wochen vor der Messung eingestellt war. Ist der HbA1c-Wert niedrig, war der Blutzucker in den vorangehenden Wochen gut eingestellt, also im Durchschnitt nicht zu hoch. Im Behandlungsprogramm AOK-Curaplan kontrolliert Ihr Arzt diesen Wert in der Regel alle drei Monate, mindestens aber einmal im halben Jahr.

Der Blutzuckerlangzeitwert HbA1c

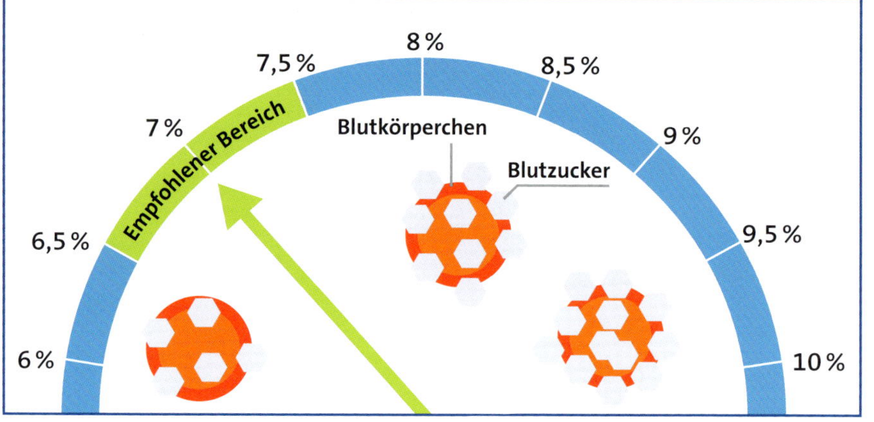

Der HbA1c gibt an, wie viele Blutkörperchen sich mit Blutzucker verbunden haben. Empfohlen wird ein HbA1c zwischen 6,5 und 7,5 Prozent

Persönliche Zielwerte

Der Blutzuckerwert sollte in einem Zielkorridor liegen

In Ihrem Therapieplan legen Sie mit Ihrem Arzt zusammen Ihr persönliches Ziel für den HbA1c-Wert fest. Bei zuckergesunden Menschen liegt er zwischen 4,5 und 6 Prozent. Bei Menschen mit Diabetes Typ 2 ist das Ziel in der Regel ein Wert zwischen 6,5 und 7,5 Prozent (47,5 bis 58,5 mmol/mol). Allerdings geht es nicht da-

Kurz erklärt: Der HbA1c-Wert

Hb ist die Abkürzung für die Hämoglobin-Teilchen (= Moleküle) im Blut. Sie färben es rot, transportieren Sauerstoff zu den Zellen und einige verbinden sich mit Zucker, der Glukose, zu sogenannten HbA1c-Molekülen. Wenn längere Zeit zu viel Zucker im Blut kreist, steigt der Anteil dieser HbA1c-Moleküle. Weil sich diese nur alle zwei bis drei Monate erneuern, ist der HbA1c-Wert das Langzeitgedächtnis für die Blutzuckerwerte: Er zeigt, ob sie in den letzten zwei bis drei Monaten durchschnittlich zu hoch waren. Angegeben wird der HbA1c-Wert in Prozent (%). Ein HbA1c von 6 % heißt, dass 6 von 100 Hämoglobin-Teilchen im Blut verzuckert sind. Immer häufiger wird auch die internationale Einheit Millimol/Mol (mmol/mol) verwendet.

rum, den Wert um jeden Preis zu senken. Denn das hat Vor- und Nachteile, die in der individuellen Behandlungsplanung abzuwägen sind.

Natürlich verringern niedrige Blutzuckerwerte das Risiko für Folgekrankheiten. Doch starke Blutzuckersenkungen mit Medikamenten oder Insulin schießen manchmal über das Ziel hinaus. Auch bei guter Therapie lassen sich dann Unterzuckerungen (= Hypoglykämie) nicht immer verhindern (→ Seite 70 ff.). Sie sind vor allem für ältere Patienten gefährlich – besonders, wenn sie mehrere Krankheiten haben und das Herz-Kreislauf-System nicht gesund ist. In diesen Fällen wird deshalb manchmal ein HbA1c-Wert von über 8 Prozent (63,9 mmol/mol) bei Symptomfreiheit in Kauf genommen, um allzu riskante Nebenwirkungen der Blutzuckersenkung zu vermeiden.

Unter bestimmten Bedingungen werden höhere Werte in Kauf genommen

Der zweite wichtige Wert: Der Blutdruck

Hohe Blutdruckwerte sind für Menschen mit Diabetes mindestens ebenso riskant wie hohe Zuckerwerte. Denn beides gefährdet deren Blutgefäße – und damit das Herz-Kreislauf-System, die Nieren und Augen, aber auch die Füße (→ Seite 88 ff.). Der ideale Blut-

Kurz erklärt: Der Blutdruck

Der Wert für den Blutdruck besteht aus zwei Zahlen, zum Beispiel 130/85 mmHg. Die obere Zahl gibt den Druck an, mit dem das Herz das Blut in den Kreislauf pumpt. Es zieht sich dabei zusammen. Das nennt man Systole, deshalb heißt der obere Wert systolischer Wert. Die untere Zahl gibt den Druck im Kreislauf an, wenn sich das Herz entspannt, um sich wieder mit Blut zu füllen. Diese Entspannungsphase heißt Diastole, deshalb nennt man den unteren Wert diastolischen Wert.

Der Wechsel zwischen Systole und Diastole funktioniert ein wenig wie Ein- und Ausatmen: Das Herz zieht sich zusammen und entspannt sich, füllt sich mit Blut und pumpt es wieder in den Körperkreislauf. Den Rhythmus spüren Sie selbst am Herzschlag oder am Puls.

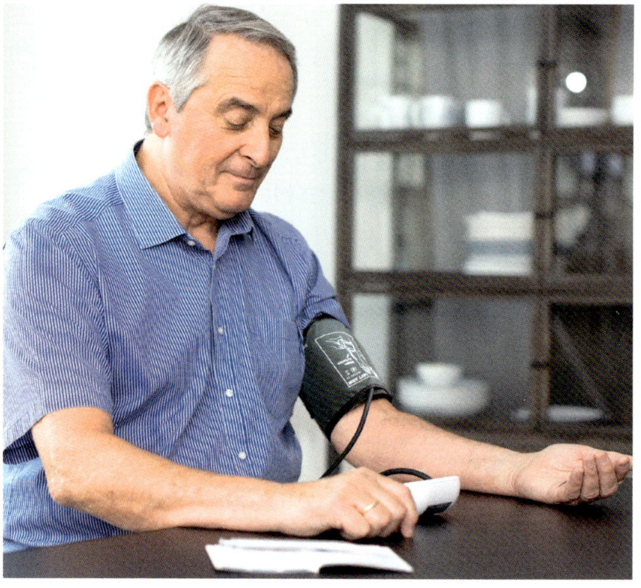

Für Diabetiker empfiehlt es sich ganz besonders, den Blutdruck im Auge zu behalten

druck liegt bei 120/80 mmHg. Für Menschen mit Diabetes Typ 2 und Bluthochdruck ist das Ziel in der Regel, den Blutdruck auf einen Wert zwischen 139/89 und 130/80 mmHg zu senken. Dabei können Medikamente helfen. Zugleich kommt es hier ganz besonders auf eine gesunde Lebensweise an. Hoher Blutdruck lässt sich dadurch deutlich senken. Das bedeutet, sich genug zu bewegen, ausgewogen zu essen und Gewicht abzubauen, sofern man übergewichtig ist. Zu einem gesunden Lebensstil gehört auch, mäßig Alkohol zu trinken und, wenn man Raucher ist, mit dem Rauchen aufzuhören.

Wie den Blutzucker können Sie auch Ihren Blutdruck selbst kontrollieren (→ Seite 92). Im Behandlungsprogramm AOK-Curaplan misst Ihr Arzt den Wert in der Regel alle drei Monate, mindestens aber einmal im halben Jahr. Liegt er höher als 139/89 mmHg, wird er Sie beraten, wie Sie den Blutdruck senken können.

Ein weiterer Risikofaktor: die Blutfette

Schlechte Blutfettwerte fördern die Arteriosklerose

Auch auf Ihre Blutfette (Lipide) kommt es in der Diabetesbehandlung an. Schlechte Werte gefährden Herz und Kreislauf, weil sie ebenfalls die Arteriosklerose („Arterienverkalkung") fördern. Das gilt umso mehr, wenn auch Blutzucker und Blutdruck zu hoch sind.

Zentral für die Blutfettmessung ist das Cholesterin. In der Nahrung kommt es vor allem in tierischen Fetten vor. Es verbindet sich mit Eiweißen (Proteinen) und Fetten (Lipiden) zu kleinen Päckchen, den sogenannten Lipoproteinen. Besonders wichtig sind zwei Cholesterin-Werte, das HDL- und das LDL-Cholesterin. Sie werden auch als „gutes“ und „schlechtes“ Cholesterin bezeichnet.

Ihr Arzt bestimmt im Blutbild noch zwei weitere Cholesterinwerte: Das Gesamt-Cholesterin ist die Summe aller Cholesterinarten im Blut. Außerdem wird das Verhältnis von LDL- zum HDL-Wert berechnet, der sogenannte LDL/HDL-Quotient. Denn hohe Werte des „guten“ HDL-Cholesterins können zu hohe Werte des „schlechten“ LDL-Cholesterins ausgleichen. Zu den Blutfetten zählen außerdem die Triglyzeride. Sie stammen aus der Nahrung oder werden im Körper aus Kohlenhydraten gebildet. Auch Triglyzeride können Arteriosklerose und Herz-Kreislauf-Krankheiten fördern (→ Seite 38 f.).

Die Blutfettwerte werden zusammen mit den anderen Risikofaktoren beurteilt. Ihr Arzt wird mit Ihnen sinnvolle persönliche Zielwerte besprechen. Angestrebt werden immer niedrige LDL- und hohe HDL-Werte (→ Seite 39).

Leichter lebt sich's besser: Das Gewicht

Ein wichtiges Thema ist für viele Menschen mit Diabetes Typ 2 das Gewicht: 80 bis 90 von 100 Patienten bringen zu viele Pfunde auf die Waage. Und Übergewicht trägt nicht immer, aber meistens

Ein Risikofaktor ist das Übergewicht

Kurz erklärt: Der Body-Mass-Index

Den BMI erhalten Sie, wenn Sie Ihr Körpergewicht (in kg) durch Ihre Körpergröße (in m) zum Quadrat teilen:

$$\text{BMI} = \frac{\text{Körpergewicht (kg)}}{\text{Körpergröße x Körpergröße (m)}}$$

Der BMI-Wert (gemessen in kg/m^2) wird so interpretiert:

- 18,5 bis 24, 9 = Normalgewicht
- ab 25 = Übergewicht
- 30 bis 34,9 = Fettleibigkeit (Adipositas), Grad 1
- 35 bis 39,9 = Adipositas, Grad 2
- über 40 = Adipositas, Grad 3

Kurz erklärt: Die Messung des Bauchumfangs

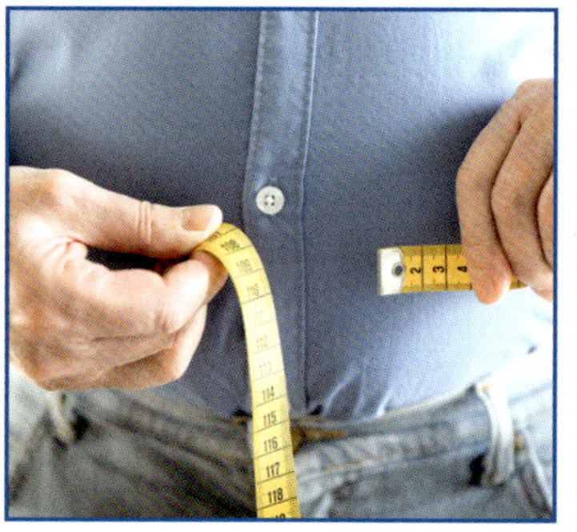

Mit der Menge des Bauchfetts steigt auch der Bauchumfang – und damit das Risiko für Herz-Kreislauf-Erkrankungen. Sie können den Bauchumfang selbst mit einem Maßband messen. Legen Sie, ohne den Bauch einzuziehen, das Maßband in Höhe des Bauchnabels um den Körper. Atmen Sie dabei normal ein und aus.

Kritisch sind folgende Werte (in Zentimeter):

Männer	**Frauen**	
94 und mehr	80 und mehr	= erhöhtes Risiko
102 und mehr	88 und mehr	= stark erhöhtes Risiko

dazu bei, dass überhaupt Diabetes Typ 2 entsteht. Ob und wie stark Sie übergewichtig sind, können Sie mit einer Rechnung auch selbst überprüfen. Dabei wird der sogenannte Körper-Masse-Index (Body-Mass-Index, BMI) bestimmt.

Entscheidend ist, wo das Fett sitzt

Auch dieser Wert wird nicht allein beurteilt. Wichtig ist auch das Verhältnis von Muskelmasse zu Fettmasse im Körper. Außerdem spielt die Fettverteilung eine Rolle: Zu viel Fett am Bauch ist gefährlicher als an den Oberschenkeln. Denn Bauchfett bringt den Stoffwechsel stärker durcheinander und führt mit der Zeit zu verschiedenen Störungen.

Leichtes Übergewicht schadet aber nicht automatisch der Gesundheit. Ihr Arzt wird Ihnen empfehlen abzunehmen, wenn Ihr BMI über 27 liegt, und ganz besonders, wenn er höher als 35 ist. Schon ein paar Kilos weniger verbessern meist die Stoffwechselwerte. Außerdem werden Sie beweglicher und können vieles leichter bewältigen, was der Gesundheit guttut, zum Beispiel Treppensteigen, Haushalts- oder Gartenarbeit, aber auch sportliche Bewegung.

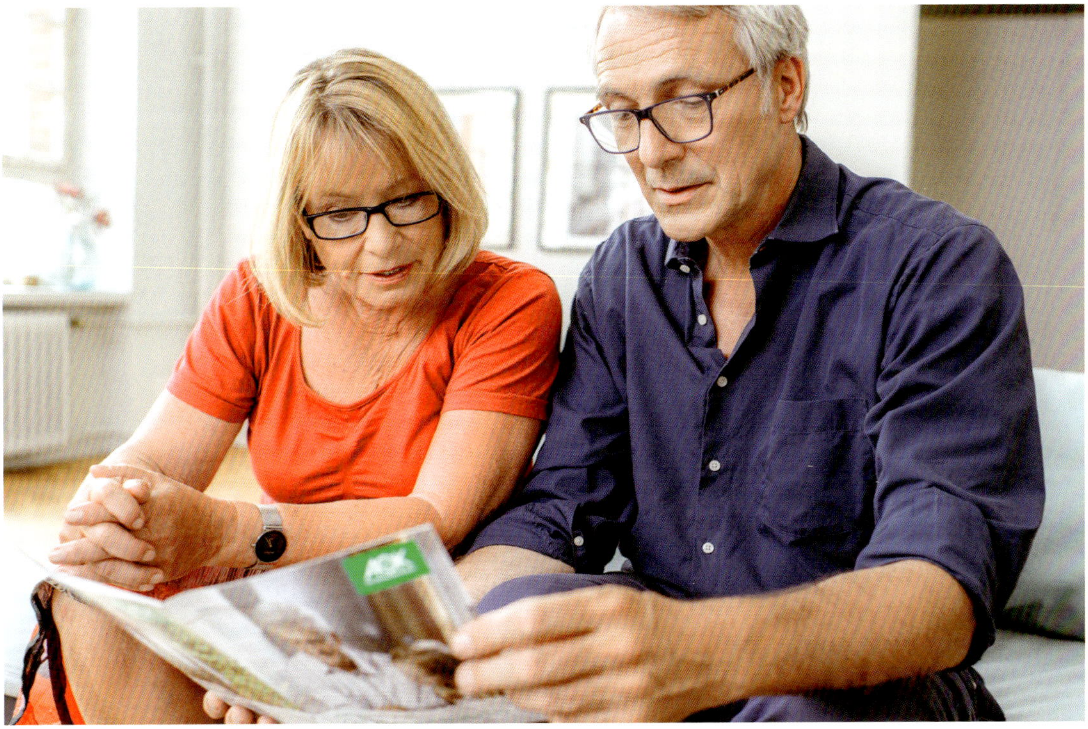

Die AOK informiert die Versicherten, die an einem Curaplan-Programm teilnehmen, über die Erkrankung und ihre Behandlung

Beste Versorgung: Das Behandlungs-programm AOK-Curaplan

Sie haben dieses Buch bekommen, weil Sie am Behandlungsprogramm AOK-Curaplan für Diabetes Typ 2 teilnehmen. AOK-Curaplan ist ein sogenanntes Disease-Management-Programm (abgekürzt DMP). „Disease" ist das englische Wort für Krankheit. Der Begriff „Management" steht ursprünglich dafür, ein Wirtschaftsunternehmen zu führen. In Programmen wie AOK-Curaplan geht es darum, die Behandlung von chronischen Krankheiten gut zu „managen", sie also so zu steuern, dass sie so gut wie möglich hilft. DMPs werden auch als strukturierte Behandlungsprogramme bezeichnet, weil darin viele Abläufe fest geregelt, also strukturiert sind.

Viele Abläufe in einem Behandlungsprogramm sind genau geregelt

Das macht ein Behandlungsprogramm aus

Die Grundzüge der Programme sind:

Das Behandlungsprogramm besteht aus einem Bündel von Maßnahmen

- Alle Fäden laufen bei einem Arzt – oft beim Hausarzt – zusammen: Wie ein Lotse steuert er Ihre gesamte Behandlung und überweist Sie bei Bedarf zu Fachärzten und anderen Spezialisten (→ Seite 104).
- Ihr Arzt kontrolliert bei den alle drei oder sechs Monate stattfindenden Besuchen Ihre Gesundheitswerte und untersucht Sie regelmäßig auf mögliche Folgeerkrankungen (→ Seite 103).
- Sie bekommen auch von Ihrer AOK verständliche Informationen zu allen Fragen rund um Diabetes Typ 2.
- Sie können Diabetesschulungen besuchen und bekommen Rat und praktische Hilfe für eine gesunde Lebensweise und den Umgang mit der Erkrankung.
- Die Qualität Ihrer Versorgung wird kontrolliert. Wer Sie berät und behandelt, muss etwa bestimmte Fähigkeiten (= Qualifikationen) nachweisen und sich regelmäßig weiterbilden.

Weil das medizinische Wissen ständig wächst und sich verändert, werden die im Behandlungsprogramm vorgesehenen

Kurz erklärt: Evidenzbasierte Medizin

In der Medizin werden weltweit wissenschaftliche Untersuchungen (= Studien) mit einer oft sehr großen Zahl von Patienten durchgeführt. So lässt sich feststellen, welche Maßnahmen zur Behandlung einer bestimmten Erkrankung sich im Vergleich als besonders wirksam und sicher bewährt haben. Man sagt dann auch, dass die Wirksamkeit solcher Maßnahmen evident, also schlüssig und erwiesen, ist. Daher weiß man zum Beispiel, welche Maßnahmen und Medikamente bei Diabetes Typ 2 Folgeerkrankungen am besten vorbeugen. Aus den Ergebnissen solcher Untersuchungen entstehen die Behandlungsempfehlungen für den Arzt. Wenn er an einem strukturierten Behandlungsprogramm teilnimmt, erhält er auf diese Weise aktuelles und gesichertes Wissen. Zusammen mit seiner praktischen Erfahrung garantiert das eine optimale Behandlung.

Maßnahmen regelmäßig wissenschaftlich überprüft und, wenn nötig, aktualisiert. Sie profitieren damit also immer vom medizinischen Fortschritt. Die Grundzüge der Programme sind gesetzlich festgelegt. Sie beruhen vor allem auf den Erkenntnissen der evidenzbasierten Medizin.

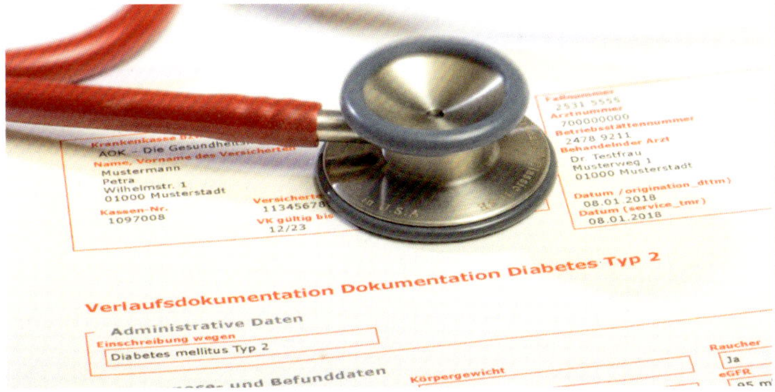

Der Arzt dokumentiert die wichtigsten Ergebnisse der regelmäßigen Behandlungstermine

AOK-Curaplan ist eine Art Fahrplan für Ihre Behandlung. Ihr Arzt kann von den vorgesehenen Behandlungsmaßnahmen zwar abweichen, schließlich kennt nur er Ihre persönliche Krankheitsgeschichte. Er sollte Ihnen in dem Fall aber die Gründe erklären. Evidenzbasierte Medizin ist kein enges Korsett, sondern verbindet das Wissen aus der medizinischen Forschung mit der praktischen Erfahrung Ihres Arztes – im Dienst Ihrer Gesundheit.

Die Behandlungsdokumentation

Die Dokumentation enthält wichtige Informationen für den Patienten

Ihr Arzt hält bei den alle drei oder sechs Monate stattfindenden Termin die wichtigsten Informationen zu Ihrer Behandlung schriftlich fest. Das sind

- die aktuell ermittelten Gesundheitswerte,
- die Medikamente, die Sie zur Behandlung des Diabetes und eventueller Begleiterkrankungen verschrieben bekommen haben,
- weitere Angaben zur Behandlung.

Das strukturierte Behandlungsprogramm sieht vor, dass der Arzt Ihnen nach jedem Besuch einen Ausdruck der Dokumentation mit nach Hause gibt. Fragen Sie ihn danach, falls er es mal vergisst. Dank dieser Behandlungsdokumentationen können Sie den Verlauf Ihrer Behandlung leicht nachvollziehen und wissen immer, wo Sie stehen. Außerdem dienen die Daten in anonymisierter Form dazu, die Programme zu verbessern.

Ihre Mitarbeit ist unverzichtbar

Kein Erfolg ohne die aktive Mitarbeit des Patienten

Auch von Ihnen wird im strukturierten Behandlungsprogramm etwas erwartet, nämlich Ihre Mitarbeit. Die Teilnahme am Programm ist nur sinnvoll, wenn Sie selbst aktiv mitmachen. Es ist zum Beispiel sehr wichtig, dass Sie die regelmäßigen Kontrolluntersuchungen nutzen und die Schulungen besuchen. Der Gesetzgeber sieht deshalb vor, dass ein Teilnehmer das Programm verlassen muss, wenn er zweimal nicht zu einem der regelmäßigen Arzttermine erschienen ist. Gleiches gilt, wenn jemand eine vom Arzt empfohlene Schulung nicht wahrgenommen hat, ohne einen nachvollziehbaren Grund zu haben.

Wie wollen Sie leben? – Ihre Entscheidungen

Ihr Arzt verfügt über das medizinische Wissen, um Sie wirksam zu behandeln. Doch allein erreicht er nicht viel. Denn im Mittelpunkt der Behandlung stehen Sie – Ihre Einstellung ist entscheidend. Das ist ganz wörtlich gemeint: In der Behandlung und in Ihrem Alltag werden Sie tatsächlich immer wieder Entscheidungen treffen. Denn nichts passiert ohne Ihre Zustimmung. Sogar wenn Sie alles dem Arzt überlassen und sich selbst möglichst wenig mit Diabetes befassen, treffen Sie eine Entscheidung – gegen Ihre aktive Mitarbeit. Viele Patienten profitieren allerdings davon, wenn sie die Therapie mitgestalten und sich eigene Ziele setzen – zum Beispiel, was den HbA1c-Wert oder das Gewicht angeht.

Gesund leben heißt, viele kleine Entscheidungen zu treffen

Überlegen Sie gemeinsam mit dem Arzt möglichst konkrete Ziele und wie Sie diese erreichen können. Dabei geht es oft gar nicht um rein medizinische Fragen. Mindestens genauso wichtig sind die praktischen Entscheidungen im Alltag: Gibt es abends Ofengemüse oder Schweinenacken? Nehmen Sie die Treppe oder den Aufzug? Raffen Sie sich zum geplanten Gang durch den Park auf, obwohl es gerade anfängt zu nieseln? Die Summe solcher Entscheidungen macht Ihr Gesundheitsverhalten aus – und das hat großen Einfluss auf Ihren Diabetes.

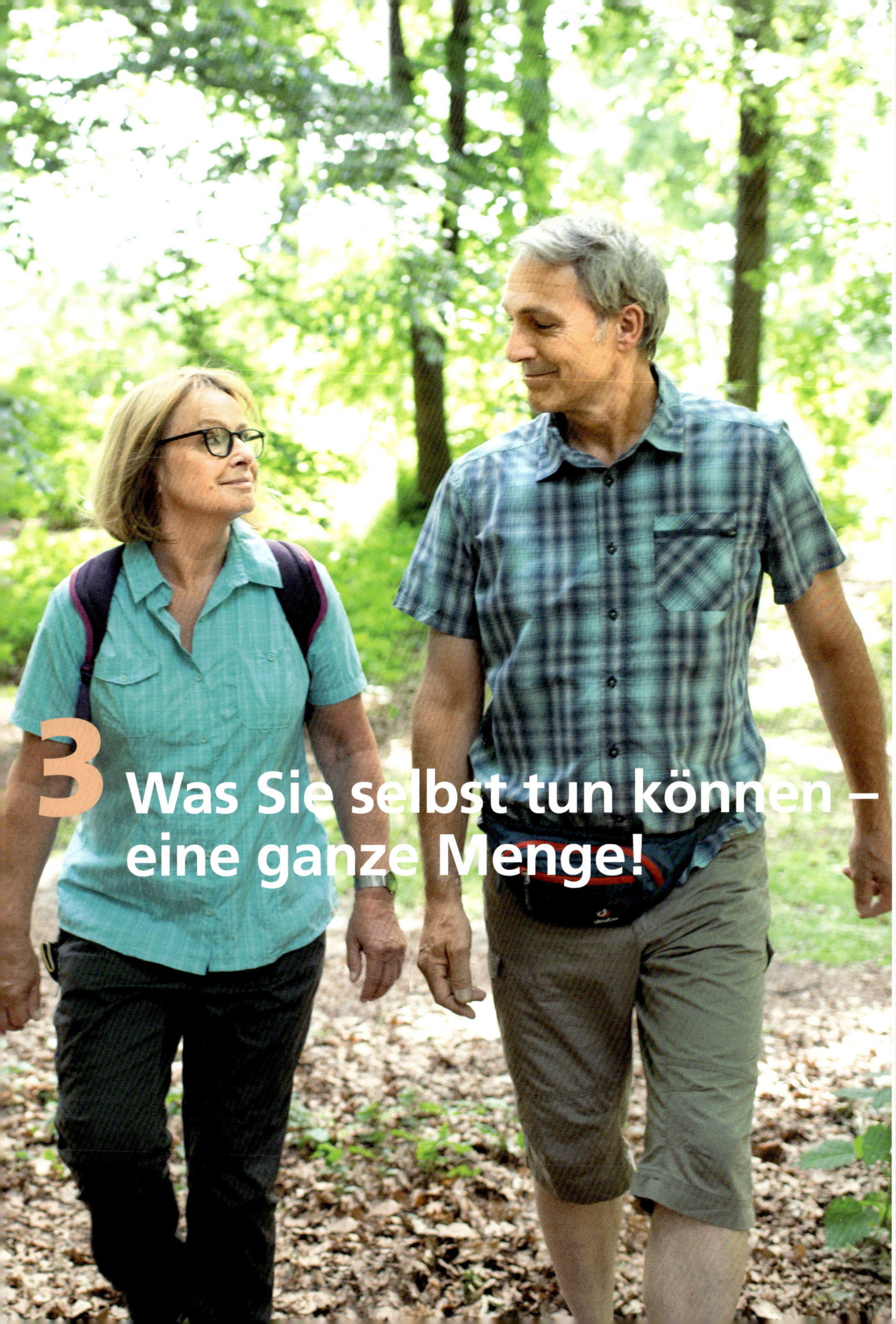

3 Was Sie selbst tun können – eine ganze Menge!

Was Sie selbst tun können – eine ganze Menge!

Kann ein Leben mit Diabetes überhaupt noch Spaß machen? Oder muss man Verzicht üben und sich jeden Genuss versagen? Manche Menschen glauben das – doch es stimmt nicht, zum Glück. Richtig ist: Wer Diabetes hat, sollte versuchen, gesund zu leben. Doch auch mit Diabetes kann man gut essen und das Leben genießen. Und Bewegung kann sehr viel Spaß machen. Das und was Sie in Ihrem Alltag sonst noch tun können, um mit der Erkrankung gut zurechtzukommen, erfahren Sie in diesem Kapitel.

Gesunder Genuss – Essen und mehr

Keine Angst: Hier geht es nicht um Verbote mit erhobenem Zeigefinger und keiner will Ihnen die Freude an gutem Essen und Trinken vermiesen. Wer sich gesund und ausgewogen ernähren will, muss keineswegs auf Genuss verzichten. Und ob Sie abnehmen und sich anders ernähren wollen, entscheiden sowieso nur Sie selbst.

Diabetes ist keine Einbahnstraße

Wenn Sie aber zu den 80 bis 90 Prozent der Typ-2-Diabetiker mit Übergewicht gehören, lohnt es sich, ein paar alte Gewohnheiten über Bord zu werfen und Neues auszuprobieren. Denn Diabetes ist, anders als die Wissenschaft früher glaubte, keine Einbahnstraße. Wichtig ist, das Übergewicht durch eine Veränderung der Ernährung, die ja zum Übergewicht geführt hat, und durch mehr Bewegung abzubauen. Wenn das gelingt, bestehen gute Chancen, dass die Körperzellen wieder empfindlicher auf Insulin reagieren. Unter Umständen können Sie dann sogar ganz auf Medikamente zur Blutzuckersenkung verzichten. Achten Sie jedoch darauf, sich nicht zu viel auf einmal vorzunehmen. Änderungen in kleinen Schritten sind sowieso besser, weil sie länger halten.

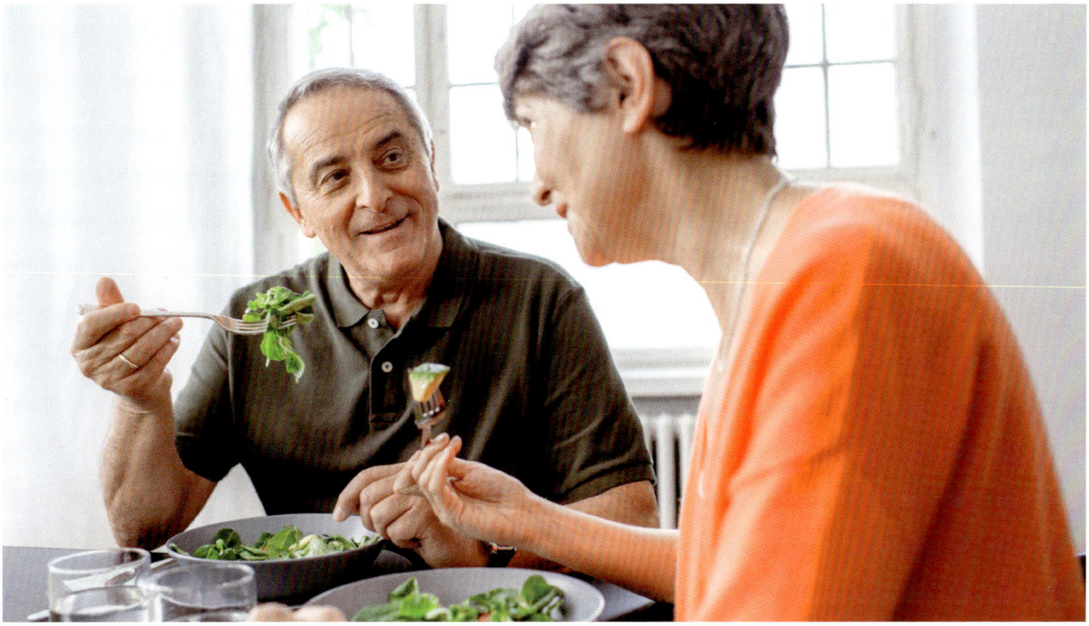

Gesunde Ernährung trägt zusammen mit ausreichender Bewegung dazu bei, den Diabetes unter Kontrolle zu halten

Zugleich ist die Ernährung, die für Menschen mit Diabetes gut ist, auch Gesunden zu empfehlen. Extra zu kochen ist also nicht nötig. Im Gegenteil: Auch Ihre Angehörigen haben etwas davon, wenn zu Hause abwechslungsreiche frische Lebensmittel anstelle von Fertigprodukten auf den Tisch kommen.

Wie und wozu essen Sie?

Übergewicht entsteht bei den meisten Menschen aus ungünstigen Essgewohnheiten, die ihnen nicht unbedingt bewusst sind. Darum hilft es, eine Zeit lang aufzuschreiben, was Sie essen, wie viel, in welchen Situationen und wozu.

Viele Essgewohnheiten sind uns gar nicht bewusst

Die Frage nach dem „Wozu" mag merkwürdig klingen. Aber wir essen nicht nur, um Hunger zu stillen, sondern auch zum Trost, um uns zu beruhigen oder zu belohnen, gegen Stress oder aus Langeweile. Falls Sie das kennen und es ändern wollen, gilt es, ein Gefühl für solche Auslöser zu entwickeln und andere Lösungen auszuprobieren. Schlingen Sie nicht mitten im akuten Stress ein deftiges Essen herunter, sondern machen Sie vorher bewusst eine Pause – vielleicht bei einer Runde an der frischen Luft. Versuchen Sie, Konflikte anzusprechen, statt dagegen anzufuttern und den berühmten Kummerspeck anzusetzen. Großen Einfluss hat auch, wie Sie Ihre Mahlzeiten gestalten. Viele Menschen essen gehetzt und nebenbei, zum Beispiel beim Fernsehen. Sie merken schlechter, wann sie satt sind. Wer mit mehr Ruhe isst, spürt klarer, wann es genug ist. Genug heißt: Nicht mehr, als der Körper verbraucht.

Das ist drin in unserer Nahrung

Die größten Fehler: zu viel Fett und Zucker, zu wenig langsame Kohlenhydrate

Natürlich ist aber auch wichtig, was Sie essen. Hier gilt: Der Mix macht's! Denn gesunde Ernährung ist ausgewogen. Sie enthält von allem genug und von nichts zu viel. Doch die meisten Deutschen ernähren sich zu fett, zu zuckerreich und essen zu wenig gesunde Kohlenhydrate. Für Menschen mit Diabetes Typ 2 ist das besonders schädlich, denn es erhöht das Risiko von Folgeerkrankungen. Wer hier gegensteuern will, braucht etwas Wissen über die Grundbestandteile der Nahrung. Denn Sie können nur bewusst auswählen, was Ihnen schmeckt und guttut, wenn Sie wissen, wie sich unser Essen zusammensetzt und wie die Bausteine im Körper wirken. Die Grundbestandteile der Nahrung sind Kohlenhydrate („schnelle“ und „langsame“), Fette (tierische und pflanzliche) und Eiweiße (= Proteine; tierische und pflanzliche).

Kurz erklärt: Wie viel ist zu viel?

Essen führt dem Körper Energie zu. Diese Energie wird in Kalorien (kcal) gemessen. Der Gesamtbedarf entsteht aus dem Grundumsatz in völliger Ruhe und dem Leistungsumsatz durch Aktivitäten. Zu viel essen wir, wenn wir dauerhaft mehr Energie aufnehmen, als der Körper mit Grund- und Leistungsumsatz verbraucht. Der Überschuss wird in Fett gespeichert – so entsteht Übergewicht. Der Energiebedarf ist sehr verschieden. Bei Männern ist er höher als bei Frauen. Wer über 65 ist und sich wenig bewegt, verbraucht oft nur rund 2.000 Kalorien am Tag

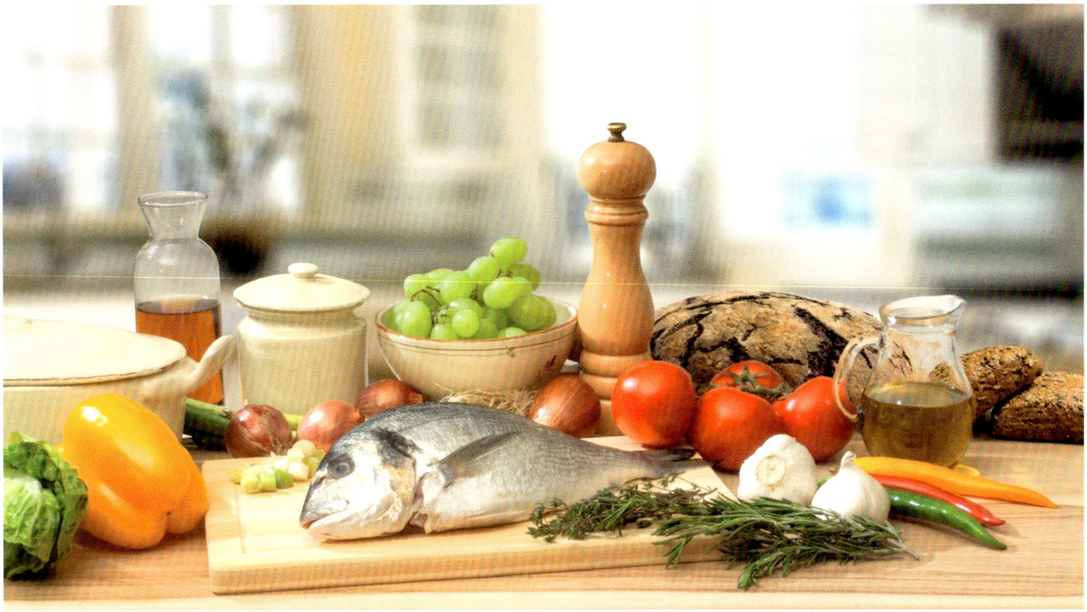

Gesundes Essen ist langweilig und fad? Falsch. Die Mittelmeerkost ist nur ein Beispiel dafür, dass gesundes Essen schmeckt

Energiequelle Nr. 1: Kohlenhydrate

Kohlenhydrate sind unsere wichtigste Energiequelle. Sie kommen in vielen Lebensmitteln vor und bestehen aus verschiedenen Zuckern, die aber nicht alle süß sind. Je nachdem, wie der Zucker in den Kohlenhydraten gebunden ist, sorgen sie für einen schnellen oder langsamen Anstieg des Blutzuckerspiegels. Der Haushaltszucker ist ein Zweifachzucker (Disaccharide), er kommt in Süßigkeiten und Schokolade vor. Haushaltszucker ist ein reiner Energieträger, er enthält keine Vitamine oder Mineralien und lässt den Blutzucker sehr schnell ansteigen. Auch Zuckeraustauschstoffe wie Sorbit, Fruchtzucker oder Isomalt sind nicht empfehlenswert. Sie steigern zwar den Blutzucker nicht so schnell wie Haushaltszucker, haben aber genauso viele Kalorien.

Haushaltszucker lässt den Blutzucker schnell ansteigen

Wer auf den Süßekick nicht verzichten will, für den sind – insbesondere bei Getränken – Süßstoffe eine Alternative. Mit ihnen lassen sich Kalorien sparen, und der unerwünschte starke Blutzuckeranstieg bleibt aus. Allerdings bleibt so der Appetit auf Sü-

Kurz erklärt: Diätlebensmittel

Diätlebensmittel enthalten oft nicht weniger Zucker oder Fett als normale Lebensmittel, sondern nur andere Varianten. Und sie haben nicht unbedingt weniger Kalorien. Auch „zuckerfrei“ heißt nicht automatisch kalorienarm. Wenn Sie abnehmen wollen, sind Diätprodukte manchmal schlechter (und teurer) als kalorienärmere Alternativen.

ßes erhalten, die Süßreizschwelle im Mund sinkt nicht. Wer dem Heißhunger auf Süßes entgegenwirken möchte, kann sich auch mit ein paar Bittertropfen helfen. Man gibt sie einfach auf den Handrücken und leckt sie ab. Das zügelt den Appetit auf Süßes.

In vielen Fertiggerichten versteckt sich Zucker

Viele Menschen denken, Diabetiker sollten Kohlenhydrate meiden. Doch das stimmt nicht. Entscheidend ist, auf die richtigen Varianten zu setzen. Denn alle Kohlenhydrate erhöhen den Blutzucker – aber nicht gleich schnell und gleich stark. Und auf die Unterschiede kommt es an. Die schnellen Kohlenhydrate jagen den Blutzucker in die Höhe und überfordern häufig den Stoffwechsel. Dann drohen riskante Überzuckerungen (Hyperglykämien). Außerdem sättigen sie schlecht. Diese Kohlenhydrate sind zum Beispiel in zuckerhaltigen Säften enthalten, in Cola und in Süßigkeiten. Auch in vielen eigentlich salzigen Fertiggerichten versteckt sich oft erstaunlich viel Zucker – beachten Sie die Nährwertangaben auf der Packung. Eine bessere Wahl sind sogenannte langsame Kohlenhydrate. Enthalten sind sie in Vollkornprodukten, Kartoffeln, Gemüse, Salat und Obst, aber auch in Milch und Milchprodukten. Sie gehören zu den Zuckern, die der Darm erst spalten muss und langsamer ins Blut abgibt. So steigt der Blutzucker weniger schnell und weniger hoch.

„Gute“ und „schlechte“ Fette

Fett ist ein Geschmacksträger in vielen gut schmeckenden Speisen und unser zweiter wichtiger Energielieferant. Es hatte lange Zeit einen schlechten Ruf, weil man glaubte, dass das mit der Nahrung aufgenommene Cholesterin oder Fett für erhöhte Blutfettwerte

Die verschiedenen Zucker

Art	Enthalten in	Eigenschaften, Wirkung
Einfachzucker, z. B. Traubenzucker (Glukose) und Fruchtzucker (Fruktose)	Obst, Obstsaft, Trockenfrüchten, Süßigkeiten	Gelangt vom Darm sofort ins Blut, steigert den Blutzucker besonders schnell
Zweifachzucker aus zwei Einfachbausteinen: Haushaltszucker (aus Glukose und Fruktose), Malzzucker (Maltose) und Milchzucker (Laktose)	Milch, Milchprodukten, Marmelade, Honig, Limonade, Bier	Zweifachzucker werden im Darm gespalten, denn nur einfache Zucker können ins Blut und zu den Körperzellen gelangen
Mehrfachzucker aus vielen verketteten Zuckern, am wichtigsten ist Stärke	Mehl, Kartoffeln, Nudeln, Brot	Der Darm muss die Ketten erst in Einzelzucker zerlegen, damit der Körper sie verarbeiten kann
Ballaststoffe sind meist ebenfalls Mehrfachzucker	Vollkornbrot, Naturreis, Gemüse, Salat, Hülsenfrüchten, Obst	Ballaststoffe können im Darm nicht zerlegt werden und gelangen daher nicht ins Blut. Sie sättigen stark, fördern die Verdauung und wirken hohem Blutzucker entgegen

verantwortlich ist, die auch viele Diabetiker haben. Zwar dauert die Diskussion über „gute" und „schlechte" Fette, über die Ursachen erhöhter Blutfettwerte und deren Risiken für die Gesundheit an. Studien zeigen zum Teil widersprüchliche Ergebnisse, und noch sind nicht alle Zusammenhänge abschließend geklärt. Man weiß inzwischen aber, dass die Ursachen für erhöhte Cholesterin- und Blutfettwerte weitaus komplexer sind und dass die Nahrungsfette und Kohlenhydrate den größten Einfluss auf den Cholesterinwert haben und nicht das aufgenommene Nahrungscholesterin. Damit ist auch das vollkommene Verbot, Eier zu essen, wenn man einen hohen Cholesterinspiegel hat, überholt.

Die Diskussion um gute und schlechte Fette dauert an

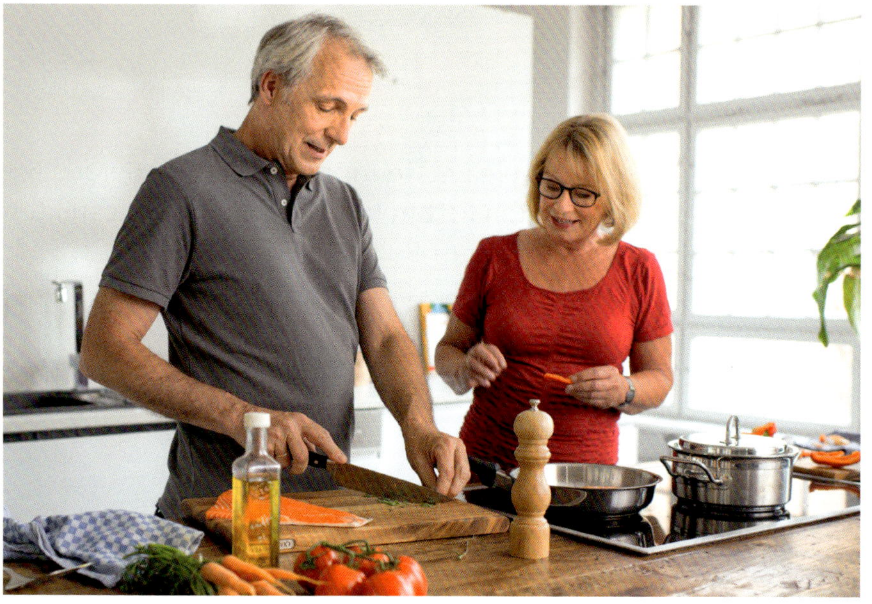

Gesund und schmackhaft essen nützt beiden, dem Kranken und der Partnerin oder dem Partner

Es gibt nicht nur ein Fett in unserer Nahrung

Wer sich gesund ernähren will, muss wissen, dass in der Nahrung unterschiedliche Fette enthalten sind. Neben den gesättigten und ungesättigten Fettsäuren machen die Triglyzeride über 90 Prozent unserer Nahrungsfette aus. Der Körper stellt Triglyzeride auch selbst her, wenn wir zu viel einfache Kohlenhydrate zu uns nehmen, wie sie in zuckerhaltigen Limonaden, Weißmehlprodukten oder in alkoholische Getränken, wie Likör, Bier (v. a. Malzbier und Biere mit geringerem Alkoholgehalt) sowie Wein (v. a. Auslese oder halbtrockene Weine) enthalten sind. Das kann auch die Ursache für eine Fettleber sein. Wenn der Triglyzeridspiegel im Blut zu hoch ist und die HDL-Cholesterinwerte gleichzeitig niedrig sind, gilt dies als Risikofaktor für Arteriosklerose.

Die Fettsäuren haben unterschiedlichen Einfluss auf den Cholesterinspiegel im Blut. Cholesterin wird im Blut in sogenannten Lipoproteinen transportiert. Sie bestehen aus einer Verbindung von kleinen Fetttropfen, die mit einer Eiweißhülle umgeben sind. Ungünstig auf die Cholesterinwerte und besonders auf das LDL-Cholesterin wirken sich vor allem tierische Fette aus. Sie kommen etwa in Butter, Wurst, Käse, Fleisch und Milchprodukten sowie in gehärteten festen Pflanzenfetten wie Kokos-, Brat- und Frittierfett vor, aber auch in Fertigprodukten und verarbeiteten Lebensmitteln. Auch Lebensmittel, die reich an sogenannten trans-Fettsäuren sind, begünstigen die Entstehung von Arteriosklerose. Sie sind vor allem in gehärteten Fetten und industriell hergestellten Fertigprodukten zu finden, zum Beispiel in Pommes frites, Süßwaren, Pizza, Chips und Backwaren.

Die entgegengesetzte Wirkung haben pflanzliche Fette. Sie bestehen aus ungesättigten Fettsäuren und beeinflussen die Blutfettwerte positiv. Sie sind daher gut für Herz und Kreislauf. Zu diesen Lebensmitteln gehören Öle aus Oliven, Raps und Weizenkeimen, aus Leinsamen sowie Erdnüssen, aber auch fettere Fische wie Lachs, Hering und Makrele. Sie enthalten Omega-3-Fettsäuren, die die Blutgefäße vor Arteriosklerose und Herz-Kreislauf-Erkrankungen schützen können.

Pflanzliche Fette beeinflussen die Blutwerte positiv

Auch bei der Zubereitung der Mahlzeiten ist es wichtig, auf das richtige Öl zu achten. So sind Öle mit einem hohen Anteil an mehrfach ungesättigten Fettsäuren und einem niedrigen Rauchpunkt nicht zum Braten geeignet. Nehmen Sie stattdessen Öle

Kurz erklärt: Cholesterin

Der Arzt unterscheidet zwischen zwei Cholesterinwerten:

- LDL-Cholesterin steht für „Low Density Lipoprotein“ (Lipoprotein niedriger Dichte). Das LDL-Cholesterin enthält viele Fetttröpfchen und transportiert das Cholesterin zu den verschiedenen Organen im Körper. Es gilt als „schlechtes Cholesterin“, denn es fördert Ablagerungen in den Gefäßwänden und damit die Arteriosklerose und ihre Folgen: Herz-Kreislauf-Krankheiten, Herzinfarkte, Schlaganfälle.
- HDL-Cholesterin steht für „High Density Lipoproteine“ (Lipoprotein hoher Dichte). Das „gute“ HDL-Cholesterin besteht aus verhältnismäßig viel Eiweiß und transportiert das Cholesterin zur Leber. Dadurch kann es in den Gefäßwänden weniger Schaden anrichten.

Tipps und Tricks: So sparen Sie Fett

Ersetzen Sie Vollmilchprodukte und Käse durch fettarme Varianten.

Meiden Sie Fleisch- und Wurstsorten mit sichtbarem Fett (oder schneiden Sie es ab) und solche mit verstecktem Fett wie Mett-, Tee- und Leberwurst.

Essen Sie mehrmals pro Woche Fisch – möglichst häufig auch weniger fette Arten wie Zander und Forelle.

Ziehen Sie pflanzliche Fette den tierischen vor: Bereiten Sie Ihr Essen mit guten Ölen zu (siehe oben) und bevorzugen Sie die daraus hergestellten Streichfette. Aber Achtung: Tierisches und pflanzliches Fett haben gleich viele Kalorien.

Binden Sie Soßen mit püriertem Gemüse statt mit Sahne oder Crème fraîche.

Am Kuchenbüfett sollten Sie Obstschnitten den Sahnetorten vorziehen.

Probieren Sie fettarme Zubereitungen: Dämpfen, Dünsten und Grillen, Garen im Römertopf oder in Alufolie, kurzes Anbraten in beschichteten Pfannen. Ungünstig ist Frittieren, Panieren und langes Braten.

Gehen Sie möglichst oft auf Entdeckungsreise durch die Welt der Gewürze und Kräuter. Vielfältiger Geschmack macht mindestens so satt wie fettreiche Mahlzeiten.

Kurz erklärt: Die richtige Ernährung

Patienten mit erhöhten Blutfettwerten sollten ihre Ernährung umstellen: weniger gesättigte und versteckte Fette aus fettreichen, tierischen Lebensmitteln, aus Fast Food und Fertiggerichten sowie fettreichen Süßigkeiten und salzigen Snacks essen, dafür mehr pflanzliche Öle, viel Gemüse und Obst, mehr Fisch, auch fettreiche Sorten wie Hering, Makrele oder Lachs. Vor allem gilt es, industriell hergestellte Backwaren, Zucker, etwa in Süßigkeiten oder Getränken, sowie Alkohol zu meiden.

mit einem hohen Anteil an einfach ungesättigten Fettsäuren (70 Prozent oder mehr) und einem hohen Rauchpunkt (über 200 °C). Schauen Sie sich das Etikett an. Zum schonenden Anbraten oder Dünsten von Gemüsen und Fisch oder Eiern bei mittleren Temperaturen eignet sich auch Olivenöl. Für das Anbraten bei höheren Temperaturen sind Avocadoöl, Erdnuss- und Sesamöl oder Ghee zu empfehlen.

Der dritte Baustein: Proteine

Eiweiß (Protein) ist der dritte Baustein der Nahrung. Viel pflanzliches Eiweiß enthalten beispielsweise Linsen, Erbsen, Bohnen, Nüsse und Soja. Reich an tierischen Eiweißen sind Fisch, Fleisch und Eier. Bevorzugen Sie bei der Auswahl Ihrer Proteinquelle Fisch, weißes Fleisch, also Geflügel, und Hülsenfrüchte sowie Nüsse und Samen. Meiden Sie rotes Fleisch und daraus hergestellte Produkte. Aber Vorsicht: Proteine, die der Körper nicht braucht, muss die Niere entsorgen. Daher ist es vor allem bei einer gestörten Nierenfunktion wichtig, nicht zu eiweißreich zu essen.

Weißes Fleisch ist besser als rotes

Der richtige Mix

Die meisten Ernährungsexperten empfehlen die folgende Mischung für die tägliche Nahrung:

- 50 bis 55 Prozent, also etwa die Hälfte Kohlenhydrate
- 30 bis 35 Prozent, also etwa ein Drittel Fett
- 15 bis 20 Prozent Eiweiß (= Proteine)

Wer den eigenen Kalorienbedarf kennt, kann die genauen Mengen exakter bestimmen. Fragen Sie Ihren Arzt danach. Wenn Sie zum Beispiel täglich 2.000 Kalorien brauchen, sollten Sie nur rund 70 Gramm Fett am Tag zu sich nehmen. Eine gute Orientierung bietet die Ernährungspyramide. Sie gibt an, welche Mengen an Lebensmitteln der einzelnen Gruppen in welchem Verhältnis man zu sich nehmen sollte. Der „gesunde Teller" zeigt, wie eine Hauptmahlzeit zusammengesetzt sein sollte.

Die Ernährungspyramide

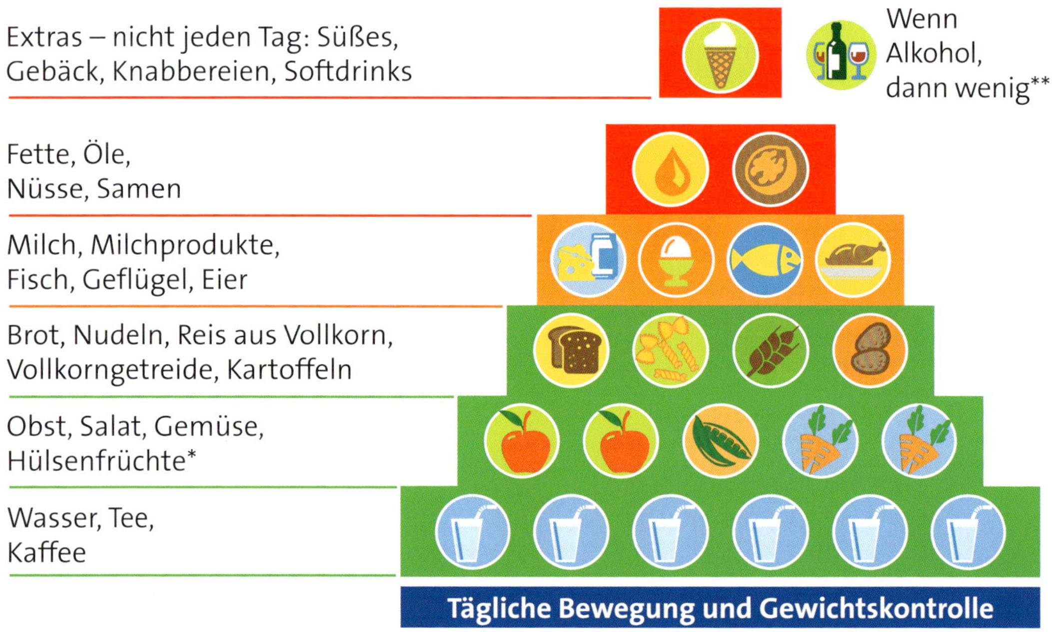

- Sparsam: Diese Lebensmittel dienen zum Verfeinern der Mahlzeit
- Mäßig: Diese Lebensmittel vervollständigen die Mahlzeit
- Reichlich: Daran können Sie sich satt essen

Ein Symbol bedeutet eine Portion. Eine Portion ist eine Handvoll, eine Portion Gemüse sind zwei Hände voll. Zwei Esslöffel Öl oder Nüsse sind eine Portion.

* Hülsenfrüchte enthalten viel Stärke. Sie können deshalb auch bei den Kartoffeln eingeordnet werden.
** Siehe auch Seite 44

Mithilfe der Ernährungspyramide können Sie ganz leicht Ihren Speiseplan zusammenstellen (Quelle: In Anlehnung an eine Abbildung des Bundeszentrums für Ernährung)

Der gesunde Teller

Verwenden Sie gesunde Öle wie Oliven- und Rapsöl zum Kochen, für den Salat und auf dem Tisch. Begrenzen Sie den Verzehr von Butter. Vermeiden Sie trans-Fettsäuren.

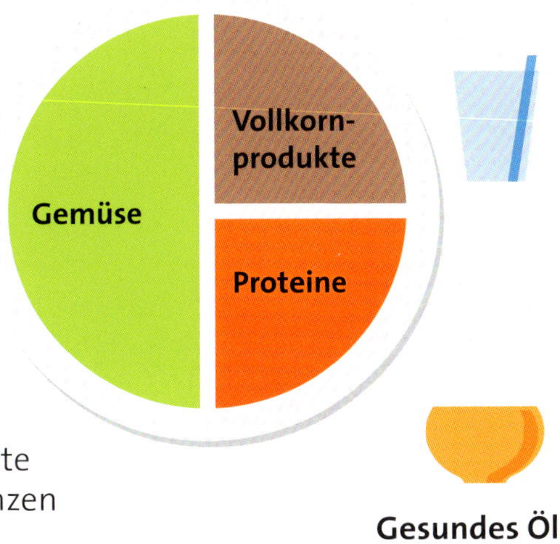

Gemüse: Je mehr Gemüse – und je größer die Abwechslung –, desto besser. Kartoffeln und Pommes frites zählen nicht zum Gemüse.

Getränke: Trinken Sie Wasser, Tee oder Kaffee (mit wenig oder ganz ohne Zucker), aber nur wenig Saft (1 kleines Glas täglich). Meiden Sie gesüßte Getränke.

Milchprodukte: Begrenzen Sie den Verzehr von Milch und Milchprodukten (1 bis 2 Portionen pro Tag).

Vollkornprodukte: Essen Sie Vollkornprodukte (wie Vollkornreis, -brot und -nudeln). Begrenzen Sie den Verzehr von stark verarbeiteten Getreideprodukten (wie weißem Reis und Weißbrot).

Gesunde Proteine/Eiweiß: Wählen Sie Fisch, Geflügel, Hülsenfrüchte (wie Bohnen, Erbsen und Linsen) und Nüsse. Begrenzen Sie den Verzehr von rotem Fleisch. Vermeiden Sie Schinken, Aufschnitt und andere verarbeitete Fleischprodukte.

Der gesunde Teller: Aus diesen Nahrungsmitteln besteht eine gesunde Hauptmahlzeit

Auch Getränke sind Nahrung

Für den gesamten Stoffwechsel ist es wichtig, genug zu trinken. Eineinhalb bis zwei Liter am Tag sind für die meisten Menschen optimal. Fragen Sie aber Ihren Arzt nach der für Sie passenden Menge, denn bei einigen Erkrankungen, etwa bei Herzinsuffizienz, sollte es weniger sein.

Trinken Sie viel Mineral- oder gutes Leitungswasser, ungezuckerte Früchte-, Kräuter- oder Eistees und Fruchtsaftschorlen mit wenig Saft. Mixen Sie Schorlen und Eistee selbst. Fertigprodukte gehören meist zu den größten Zuckerbomben. Alternativen sind Light- oder Null-Kalorien-Varianten von Limonaden. In ihrer normalen Form jagen diese Getränke den Blutzucker schnell hoch.

Viele Fertiggetränke sind Zuckerbomben

Curaplan

AOK-Curaplan: Schulungen

Schulungen sind ein wichtiger Teil des Behandlungsprogramms für Typ-2-Diabetes. Das Thema gesunde Ernährung nimmt dabei großen Raum ein: Neben dem Basiswissen bekommen Sie viele praktische Tipps, wie Sie Gesundheit und Genuss beim Einkaufen, Kochen und Essen verbinden können. Die Schulungen sind kostenlos und finden in kleinen Gruppen statt – der Austausch mit anderen kann zusätzlich motivieren.

Das gilt auch für viele fertige Milchmixgetränke, die zudem oft sehr fettreich sind.

Wenn Alkohol, dann in kleinen Mengen

Ein spezielles Kapitel ist Alkohol. Dass er in großen Mengen ungesund ist, viele Kalorien hat und auf Dauer dick macht, ist bekannt. Bei Menschen mit Diabetes kommen weitere Risiken hinzu (→ Seite 75 f.). Versuchen Sie also, möglichst wenig und nicht jeden Tag Alkohol zu trinken. Bei Männern sollte es dann jeweils nicht mehr als ein halber Liter Bier oder ein Glas Wein (0,2 Liter) sein, bei Frauen nicht mehr als ein kleines Bier (0,3 Liter) oder ein kleines Glas Wein (0,1 Liter). Bevorzugen Sie alkoholfreies oder Light-Bier, trinken Sie Weißwein als Schorle und bei Rotwein öfter ein paar Schluck Wasser dazwischen. Außerdem sollten Sie zu Bier oder Wein immer etwas essen.

Gesunde Ernährung fängt beim Einkauf an

Schon beim Einkaufen können Sie viel für eine gesunde Ernährung tun – angefangen bei den Mengen. Kaufen Sie möglichst

Kurz erklärt: So wirkt Alkohol

Bier, Wein und Co. senken – nach einem kurzen Anstieg – schnell und für Stunden den Blutzucker. Die Leber, die sonst Unterzucker ausgleicht, hat mit dem Alkoholabbau zu tun und kann nicht gegensteuern. So drohen gefährliche Unterzuckerungen, vor allem bei Patienten, die Medikamente mit Sulfonylharnstoffen nehmen oder Insulin spritzen.

Kurz erklärt: Das Nährwertetikett

Es ist gesetzlich geregelt, welche Angaben Lebensmittel-Hersteller auf den Packungen machen müssen. Die Angabe folgender Werte ist Pflicht:

- Brennwert in Kilokalorien (kcal), meist auch in Kilojoule (kJ)
- Fett in Gramm; dabei muss der Anteil an gesundheitlich ungünstigen gesättigten Fettsäuren erkennbar sein
- Kohlenhydrate in Gramm; dabei muss der Anteil an Zucker erkennbar sein
- Eiweiß in Gramm
- Salz in Gramm

Beispiel Fruchtjoghurt

Nährwerte	pro 100 g
Brennwert	349 kJ / 83 kcal
Fett	1,3 g
– davon gesättigte Fettsäuren	0,9 g
Kohlenhydrate	13,0 g
– davon Zucker	12,0 g
Eiweiß	4,6 g
Salz	0,16 g

Aber Vorsicht: Die Angaben beziehen sich immer auf 100 Gramm oder 100 Milliliter des jeweiligen Lebensmittels. Deshalb müssen Sie die Werte umrechnen auf die Menge, die Sie tatsächlich essen oder trinken. Oft gibt es zwar zusätzlich Angaben für Portionsgrößen – aber die sind oft zu knapp bemessen.

selten spontan und nicht hungrig ein, denn dann nehmen Sie meist mehr mit, als Sie brauchen. Machen Sie sich vorher eine Einkaufsliste und versuchen Sie, sich daran zu halten. Nutzen Sie das saisonale Angebot an Obst und Gemüse, es ist meist auch das preiswerteste. Frisches Obst und Gemüse sollten sowieso mehrmals täglich auf Ihrem Speiseplan stehen – die Vitamine, Mineral- und Ballaststoffe sind wertvoll. Teurer und meist weniger gesund sind Tiefkühlwaren und Fertiggerichte. Sie enthalten oft erstaunlich viel Zucker, Fett und unnötige Zusatzstoffe wie Geschmacksverstärker.

Fertiggerichte sind meist teurer und weniger gesund

Versteckten Dickmachern kommen Sie nur auf die Spur, wenn Sie die Nährwertangaben lesen und verstehen. Nehmen Sie sich die Zeit dazu. Achten Sie vor allem auf die Kalorien und die Angaben zum Fett- und Zuckergehalt.

Bewegung tut gut – so kommen Sie in Schwung

„Wer rastet, der rostet“ und „Sich regen bringt Segen“ – dass Bewegung gesund ist, weiß im Prinzip jeder. Danach zu leben, fällt dennoch schwer. Stattdessen verbringen wir immer mehr Zeit im Sitzen. Manche Mediziner sehen Sitzen schon als „das neue Rauchen“. Denn Muskeln und Knochen, Herz und Kreislauf bauen ab, wenn sie auf die Couch verbannt werden. Dafür wächst meist der Bauch, das Gewicht steigt und die Trägheit nimmt zu. So wird es immer schwerer, in Schwung zu kommen.

Was Bewegung bewirkt

Doch mehr Bewegung lohnt sich – für Menschen mit Diabetes Typ 2 ganz besonders: Wenn sie regelmäßig körperlich aktiv sind, bessern sich ihre Gesundheitswerte. Vor allem der Blutzucker sinkt während der Bewegung, aber auch langfristig. Denn bewegte Muskeln holen sich Zucker aus dem Blut, um daraus die nötige Energie zu gewinnen. Zugleich gelangt Zucker leichter ins Zellinnere, weil häufige körperliche Aktivität die Zellwände so verändert, dass das Insulin wieder besser als „Türöffner“ funktioniert.

Die Folgen: Die Blutzuckerwerte verbessern sich, der HbA1c-Wert sinkt. Zuckersenkende Medikamente können häufig reduziert, manchmal sogar weggelassen werden.

Bewegung ist das beste Medikament

Doch Sport und Bewegung können noch mehr. Regelmäßige körperliche Aktivität

- senkt auf Dauer den Blutdruck
- verbessert die Blutfettwerte
- hebt die Stimmung und wirkt antidepressiv
- gleicht Stress aus und verbessert den Schlaf
- beugt Rückenschmerzen und Arthrose vor oder lindert sie
- kann langfristig das Risiko für Herzinfarkt, Krebs, Osteoporose und Alzheimer senken

Der Körper belohnt also großzügig, was aufs Bewegungskonto eingezahlt wird. Dafür sind keine Riesensummen in Form körperlicher

Höchstleistungen nötig. Jeder zusätzliche Schritt, jede Minute mehr in Bewegung zählen. Und es muss nicht immer Sport im klassischen Sinn sein. Schon im Alltag können Sie den Körper ab und zu im guten Sinn aus der Ruhe bringen. Machen Sie viele Wege zu Fuß oder mit dem Fahrrad. Nehmen Sie zum Beispiel die Treppe statt des Aufzuges oder der Rolltreppe, parken Sie das Auto häufig etwas entfernt vom Ziel oder steigen Sie aus Bahn oder Bus eine Haltestelle früher aus. Versuchen Sie, pro Tag 3.000 Schritte mehr als bisher unterwegs zu sein – das entspricht etwa einer halben Stunde Gehen. Nutzen Sie eventuell einen Schrittzähler. Optimal ist, wenn Sie zweimal wöchentlich 10.000 Schritte am Tag erreichen.

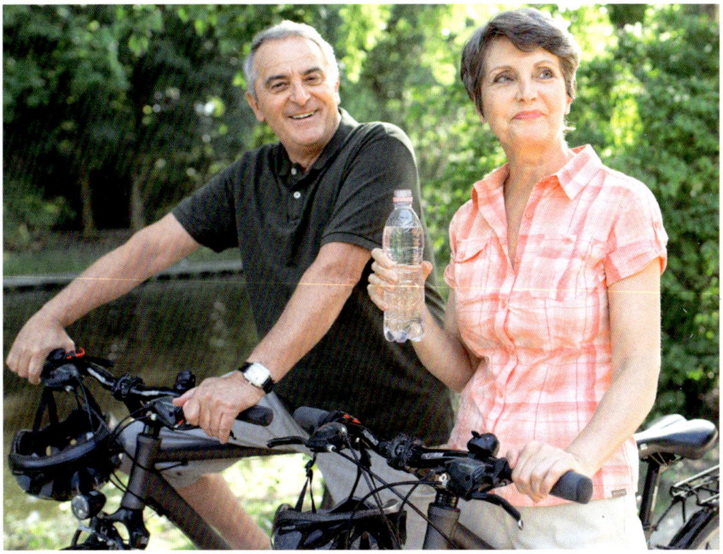

Radfahren, walken oder joggen – Bewegung macht die Zellen für Insulin empfindlicher und verbessert die Blutzuckerwerte

Noch wirkungsvoller ist es, wenn Sie sich regelmäßig sportlich bewegen, idealerweise drei- bis viermal pro Woche. Dafür müssen Sie etwas finden, was Ihnen wirklich entspricht und Spaß macht. Sonst springen Sie bald wieder ab. Probieren Sie auch Neues aus. Zu empfehlen sind zum Beispiel Nordic Walking, Tanzen, Schwimmen, Tennis, Fahrradfahren, Wandern, Skilanglauf, Yoga und Gymnastik. Auch Krafttraining, zum Beispiel mit Hanteln, ist sinnvoll, weil es gezielt Muskeln aufbauen und die Knochen stärken kann. Gut ist, sowohl die Ausdauer als auch die Kraft zu trainieren. Aber auch, wenn Sie Probleme mit Gelenken oder den Füßen haben, müssen Sie nicht untätig sein. Sie können beispielsweise zu Hause Hockertraining oder Aquagymnastik im örtlichen Schwimmbad machen. Angebote für gesunden Sport finden Sie bei Ihrer AOK, an Volkshochschulen, in Sportvereinen, in Schwimmbädern und in Yogastudios und Fitnesscentern.

Für jeden gibt es eine geeignete Sportart

Bewegung beginnt im Kopf

Um in Schwung zu kommen und zu bleiben, ist es gut, sich erst mal kleinere Ziele zu stecken. Sie halten ein Programm leichter durch, das Sie weder unter- noch überfordert. Feste, regelmäßige Termine helfen dabei. Verabreden Sie sich mit anderen, melden Sie sich zu einem Kurs oder im Sportverein an. Und wenn Sie lieber allein aktiv sind: Tragen Sie dafür feste Zeiten im Kalender ein. Stellen Sie Sporttasche, Laufschuhe oder Walkingstöcke neben die Wohnungstür, erinnern Sie sich mit Zetteln im Bad oder am Kühlschrank – alles was Sie bei der Stange hält, ist sinnvoll. Überlegen Sie sich auch im Voraus, wie Sie auf Hindernisse reagieren. Ein Plan für schlechtes Wetter könnte zum Beispiel lauten: „Wenn es regnet, mache ich zu Hause eine halbe Stunde Gymnastik, statt im Park zu laufen." Bewegung fängt im Kopf an und ist auch Willenssache. Es ist normal, dass Ihre Motivation ab und zu schwächelt. Umso besser, wenn Sie darauf vorbereitet sind, um trotzdem weiter aktiv zu bleiben.

Curaplan

AOK-Curaplan: Der Arzt berät

Wenn Ihr Arzt glaubt, dass Ihnen mehr Sport und Bewegung guttun und Ihre Gesundheit verbessern können, wird er Sie darauf ansprechen. Und er wird mit Ihnen zusammen überlegen, wie Sie mehr Bewegung in Ihren Alltag einbauen können. Das Behandlungsprogramm AOK-Curaplan sieht ausdrücklich vor, dass der Arzt sich im Rahmen der Behandlung auch um diese Fragen kümmert.

Darauf müssen Sie beim Sport achten

Oft ist eine vorherige ärztliche Untersuchung sinnvoll

Bewegung ist in jedem Alter, mit jedem Gewicht und auch mit Vorerkrankungen gut für den Körper. Aber nicht jeder Sport passt zu den körperlichen Voraussetzungen, die der Einzelne mitbringt. Vor allem ältere Patienten und solche, die sich lange wenig bewegt haben, sollten sich ärztlich untersuchen lassen, bevor sie Sport treiben. Das gilt vor allem

- bei Herz-Kreislauf-Erkrankungen
- wenn Sie bereits einen Schlaganfall hatten
- bei Gelenkbeschwerden
- wenn Sie durch den Diabetes Probleme mit Augen oder Füßen haben

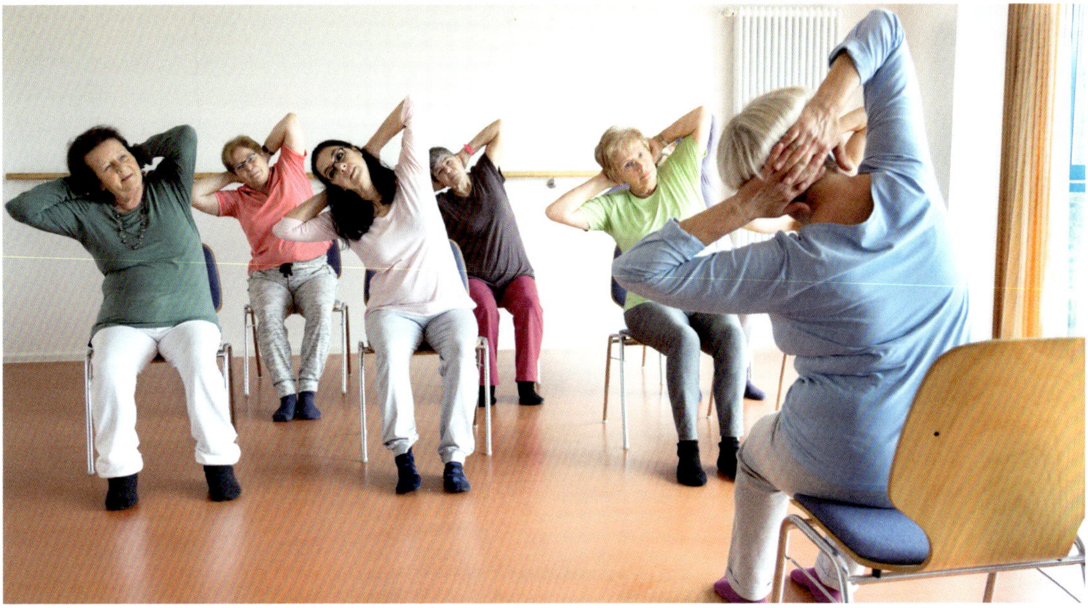

Egal, ob angeleitet in der Gruppe oder allein im Park – Bewegung ist gesund und macht Spaß

Doch auch wer relativ fit ist, bespricht sportliche Pläne am besten einmal mit dem Arzt. Wichtig ist aber vor allem, dass Sie selbst merken, wenn Ihr Körper überfordert ist. Zeichen dafür sind extremes Herzklopfen, stark beschleunigte Atmung, Schwindel, übermäßiges Schwitzen sowie Gelenk- und Muskelschmerzen. Auch in Bewegung sollten Sie noch genug Luft haben, um sich zu unterhalten. Sie können auch Ihren Puls messen, um die eigene Belastungsgrenze zu überprüfen. Er sollte direkt nach körperlicher Aktivität nicht höher als bei 200 minus Ihr Lebensalter liegen. Fragen Sie aber Ihren Arzt nach Ihrem persönlichen Grenzwert – bei Vorschäden kann er niedriger sein.

Jeder hat seine eigene körperliche Belastungsgrenze

Beim Sport und danach können außerdem akute Unterzuckerungen (Hypoglykämien) auftreten. Das gilt aber nur, wenn Sie Insulin spritzen oder insulinfördernde Medikamente nehmen. Weil intensive Bewegung den Blutzucker ohnehin senkt, kann er durch das Insulin zu weit abfallen (→ Seite 73 f.). Die Dosis der Medikamente muss daher vor dem Sport eventuell verringert werden.

Außerdem können Sie mit Traubenzucker oder anderen schnellen Kohlenhydraten gegensteuern. Das Risiko für eine Hypoglykämie steigt, wenn Sie nach dem Sport Alkohol trinken. Beschränken Sie sich dabei auf kleine Mengen und essen Sie dazu genug Kohlenhydrate.

Ohne Rauch geht's auch

Den größten Erfolg verspricht der Besuch eines Nichtraucherkurses

Ein hoher Blutzucker greift die großen und kleinen Blutgefäße an. Rauchen erhöht das Risiko für Herz-Kreislauf-Erkrankungen und Bluthochdruck zusätzlich. Sie sollten deshalb, sofern Sie Raucher sind, ernsthaft überlegen, das Rauchen einzustellen. Ein Rauchstopp gilt neben einer gesunden Ernährung und ausreichend Bewegung als drittes wesentliches Element der Basistherapie des Diabetes. Die größten Erfolgschancen bietet der Besuch eines Nichtraucherkurses. In einem solchen Kurs gehen Sie unter Anleitung eines Experten zusammen mit anderen Rauchern der Frage nach, in welchen Situationen Sie rauchen und wie Sie den Griff zur Zigarette vermeiden können. Manchen Rauchern hilft die zusätzliche Einnahme von Medikamenten.

Curaplan

AOK-Curaplan: Hilfe zum Rauchstopp

Das Behandlungsprogramm AOK-Curaplan sieht vor, dass Ihr Arzt Sie regelmäßig nach Ihrem Rauchverhalten fragt. Sofern Sie noch rauchen, wird er Sie über die Risiken informieren und versuchen, Sie zu einem Rauchstopp zu bewegen. Und er wird Sie beraten und weiterhin unterstützen, wenn Sie einen Ausstiegsversuch unternehmen.

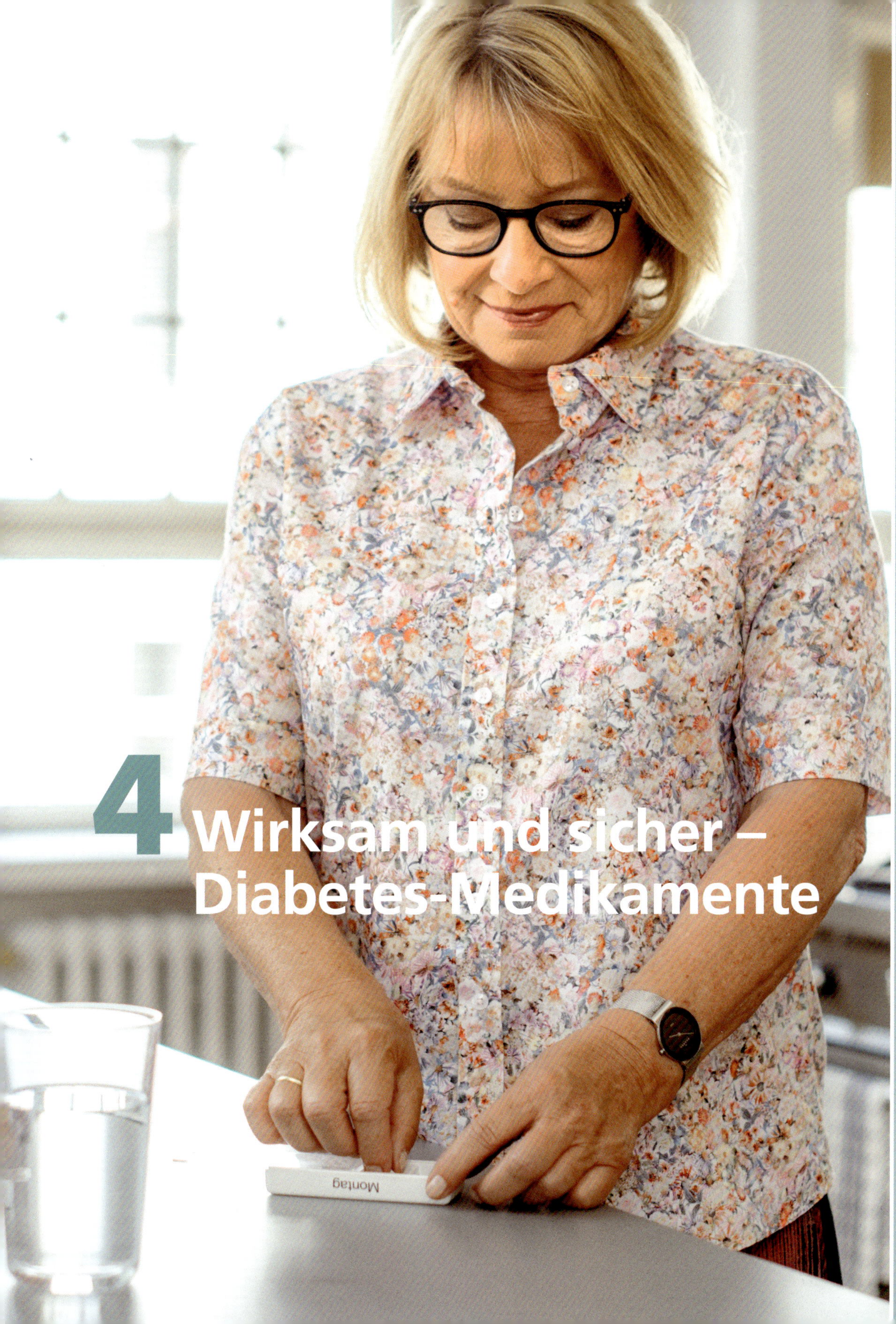

4 Wirksam und sicher – Diabetes-Medikamente

Wirksam und sicher – Diabetes-Medikamente

In diesem Kapitel geht es um die Medikamente zur Behandlung des Diabetes. Bei den meisten Menschen mit Typ-2-Diabetes reichen Tabletten. Ein kleinerer Teil benötigt Insulin. Welche Medikamente gibt es und was können sie? Bekommt man den Stoffwechsel allein mit Medikamenten unter Kontrolle oder muss man mehr tun? Und dann das Insulin. Viele Diabetiker scheuen davor zurück. Ist es ein schlechtes Zeichen, wenn der Arzt Insulin verordnet? Tut es weh, wenn man sich Insulin spritzt? Antworten auf diese und andere Fragen finden Sie auf den folgenden Seiten.

Die Behandlung Ihres Diabetes soll Sie von den Symptomen wie zum Beispiel Müdigkeit und Abgeschlagenheit, Durst oder nächtlichem Harndrang befreien. Ziel ist außerdem, einen Blutzuckerwert möglichst nahe am Normbereich einzustellen, um Folgeerkrankungen des Diabetes zu verhindern. Medikamente spielen dabei eine wichtige Rolle. Ihr Arzt wird aber erst einmal mit Ihnen besprechen, wie Sie Ihre Blutzuckerwerte durch eine Ernährungsumstellung, durch mehr Bewegung und vielleicht auch durch das Abnehmen von ein paar Pfunden wieder normalisieren können. Denn in vielen Fällen gelingt es, die Blutzuckerwerte auf diese Weise zu senken. Vor allem, wenn die Erkrankung noch nicht weit fortgeschritten ist.

Einige Pfunde weniger können Wunder wirken

Die Behandlung mit Tabletten

Diese erste Phase der Therapie, bei der ein gesunder Lebensstil im Mittelpunkt steht, nennt man auch Basistherapie. Erst wenn Sie auf diesem Wege die Behandlungsziele nicht erreichen, kom-

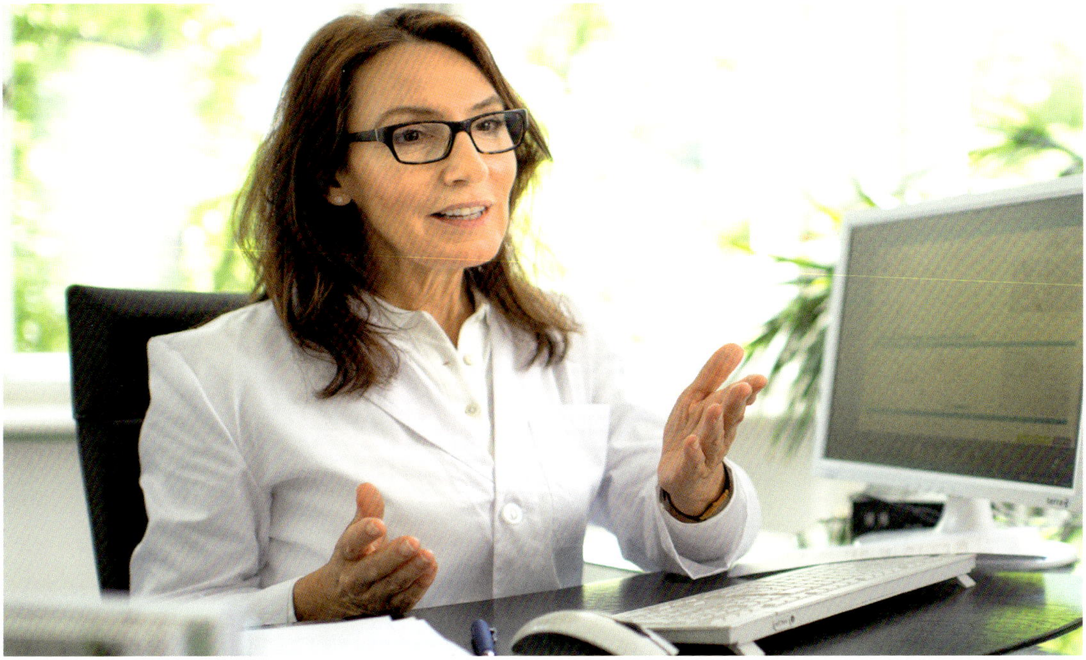

Zu Medikamenten rät die Ärztin oder der Arzt erst, wenn eine gesunde Ernährung und mehr Bewegung allein nicht mehr helfen

men Medikamente ins Spiel. Zunächst sind es Tabletten, sie werden auch orale Antidiabetika (oral = durch den Mund zu verabreichen) genannt. Anfangs reicht meist ein einziges Medikament. Das wichtigste orale Antidiabetikum ist das Metformin. Wenn Sie es nicht vertragen, kann der Arzt Ihnen ein Medikament aus der Gruppe der sogenannten Sulfonylharnstoffe verschreiben. Erreichen Sie auf diese Weise innerhalb von drei bis sechs Monaten den angestrebten Blutzuckerwert, bleibt es bei dieser Medikation. Diese Stufe der Behandlung wird auch als Primär- oder Erstttherapie bezeichnet. Weil nur ein Medikament verordnet wird, spricht man auch von einer Monotherapie. Sehr viele Patienten mit Typ-2-Diabetes schaffen es, ihre Erkrankung so unter Kontrolle zu halten.

Weitere Schritte nach drei bis sechs Monaten

Gelingt es nicht, die Behandlungsziele zu erreichen, kann der Arzt auch zwei oder mehr Antidiabetika gleichzeitig verschreiben. Er geht damit zur Kombinationstherapie über. Wenn die Erkrankung schon weiter fortgeschritten und der Blutzuckerwert dauerhaft erhöht ist, rät der Arzt möglicherweise aber auch schon früh zu Insulin. Es wird entweder mit Tabletten kombiniert oder als alleiniges Medikament eingesetzt.

Medikamente können eine gesunde Lebensweise nicht ersetzen

Wichtig zu wissen ist aber: Die Medikamente kommen immer „oben drauf". Eine gesunde Ernährung und ausreichend Bewegung sind und bleiben das A und O jeder Diabetestherapie, auch wenn Sie mit Tabletten oder Insulin behandelt werden (→ Seite 32 ff.). Schon einige Kilo an Körpergewicht weniger lassen den Blutzuckerspiegel sinken. Und durch regelmäßige Bewegung werden Ihre Muskelzellen wieder empfindlicher gegenüber Insulin. Sie kom-

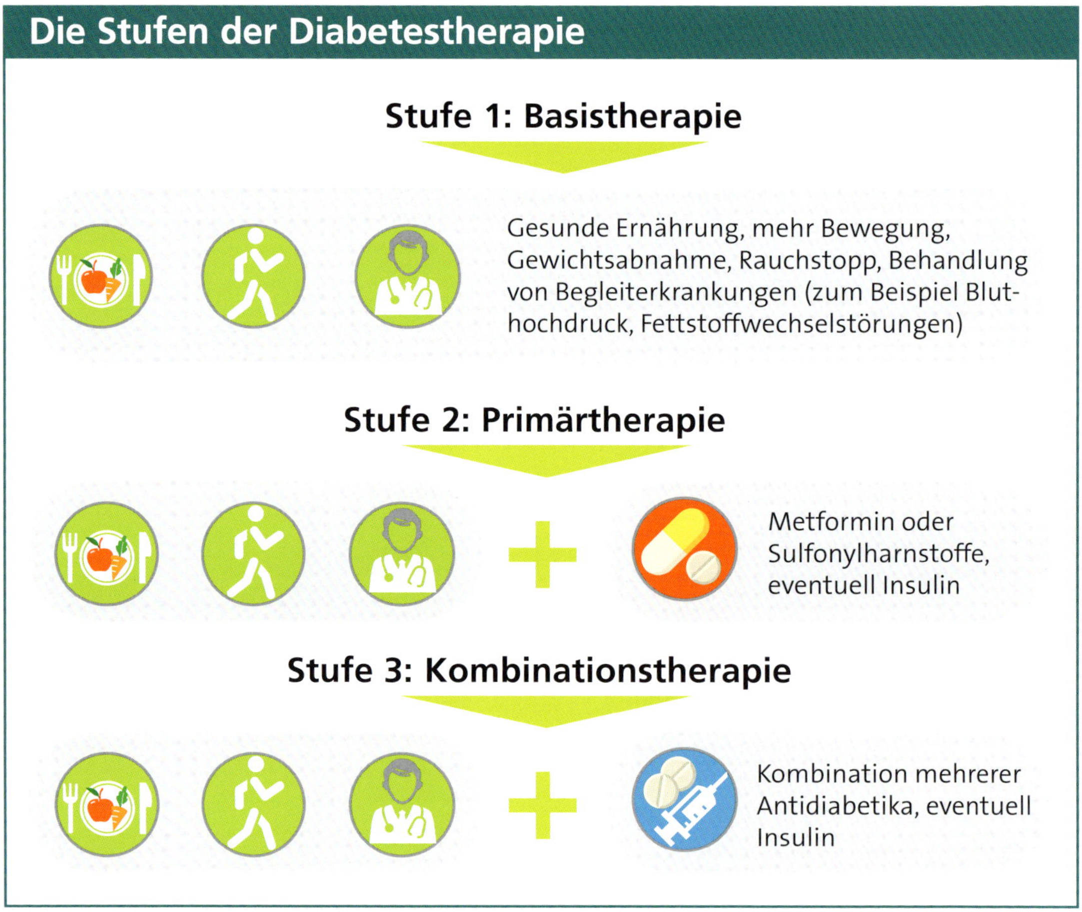

Die Diabetestherapie wird in drei Stufen eingeteilt. Medikamente spielen erst auf der zweiten und dritten Stufe eine Rolle

men also mit weniger Medikamenten aus. Fatal wäre es, nur die Medikamente einzunehmen und sich nicht um eine gesunde Lebensweise zu kümmern.

Die Auswahlkriterien für Medikamente

Wenn der Arzt Ihnen ein Medikament zur Senkung des Blutzuckers oder des Blutdrucks verschreibt, kann er zwischen verschiedenen Wirkstoffgruppen wählen. Viele der zur Auswahl stehenden Medikamente einer Gruppe sind „baugleich". Das heißt, sie enthalten dieselben Wirkstoffe in derselben Menge. Und auf diesen Wirkstoff kommt es letztlich an. Bei seiner Entscheidung für ein Medikament berücksichtigt der Arzt das Stadium Ihrer Erkrankung, eventuelle Begleiterkrankungen und Ihr Alter. Die Medikamente sollen außerdem möglichst keine unerwünschten Nebenwirkungen haben oder Wechselwirkungen mit anderen Medikamenten eingehen. Darüber hinaus müssen sie sicher und verträglich sein. Und schließlich spielen auch Ihre persönlichen Lebensumstände eine Rolle. Darum ist es wichtig, dass Ihr Arzt seinen Vorschlag mit Ihnen ausführlich bespricht und dass Sie dabei Ihre Bedürfnisse zur Sprache bringen.

Viele Medikamente sind „baugleich"

Die entscheidenden Kriterien für die Auswahl der Medikamente aber sind die Wirksamkeit und Verträglichkeit. Diese werden mithilfe von wissenschaftlichen Studien ermittelt (→ Seite 28). Dabei werden mindestens zwei möglichst große Gruppen von Patienten verglichen, die über einen längeren Zeitraum hinweg unterschiedlich behandelt worden sind. Als wirksamer gelten die Behandlungsstrategie und das Medikament, bei denen es zu einer geringeren Zahl von schwerwiegenden Ereignissen und Nebenwirkungen gekommen ist. Bei Menschen mit Diabetes sind solche Ereignisse zum Beispiel Herzinfarkte, Erblindungen oder Fußamputationen. Da diese Ereignisse oft erst nach Jahren auftreten, werden in den Studien oft weniger aussagekräftige Kriterien wie der HbA1c-Wert für die Beurteilung eines Medikaments herangezogen. Für einige neue Medikamente oder Medikamentengruppen kann man also oft noch keine Aussage darüber treffen, ob langfristig schwere Ereignisse oder unerwünschte Nebenwirkungen auftreten.

Die wichtigsten Kriterien sind Wirksamkeit und Verträglichkeit

Erste Wahl: Metformin

Der Blutzuckersenker der ersten Wahl bei Typ-2-Diabetes ist das Metformin. Die Ärzte haben mit diesem Wirkstoff seit Langem Erfahrungen gesammelt. Millionen Typ-2-Diabetiker wurden erfolgreich behandelt. Studien bescheinigen dem Medikament eine gute Wirksamkeit und Verträglichkeit. Ebenfalls belegt ist, dass sich diabetesbedingte Langzeitschäden durch eine Behandlung mit Metformin verhindern lassen.

Metformin macht die Zellen gegenüber Insulin empfindlicher und korrigiert damit die wichtigste Störung beim Typ-2-Diabetes. Gleichzeitig hemmt es die Zuckerproduktion in der Leber und möglicherweise auch die Glukoseaufnahme im Darm. So lässt sich eine gute Blutzuckersenkung rund um die Uhr erzielen. Außerdem führt die Einnahme von Metformin nicht zu einer Gewichtszunahme und verursacht keine Unterzuckerungen. Im Fall eines schweren Nieren- oder Leberschadens darf Metformin nicht angewendet werden.

Gute Alternative: Sulfonylharnstoffe

Sulfonylharnstoffe wie Glibenclamid und Gliclazid sind eine gute Alternative für Patienten, die Metformin nicht einnehmen dürfen oder die es nicht vertragen. Sie regen die Bauchspeicheldrüse an, mehr Insulin zu produzieren. Das Problem bei den Medikamenten dieser Wirkstoffgruppe ist Folgendes: Die Menge des freigesetzten Insulins hängt nicht vom Bedarf des Körpers ab, sondern von der Höhe der Dosis. Patienten, die versehentlich eine zu hohe Dosis einnehmen, die sich körperlich stark anstrengen oder nicht regelmäßig essen, haben darum ein erhöhtes Risiko für eine Unterzuckerung. Sulfonylharnstoffe eignen sich darum vor allem für Diabetiker, die einen regelmäßigen Tagesablauf mit festen Mahlzeiten haben. Das wiederum kann mit der Zeit zu einer Gewichtszunahme führen. Schwangere sollen grundsätzlich nicht mit Sulfonylharnstoffen behandelt werden.

Voraussetzung für die Einnahme ist ein geregelter Tagesablauf

Weitere Antidiabetika

Ihr Arzt hat einige weitere Antidiabetika zur Auswahl, wenn Sie zum Beispiel Metformin nicht vertragen oder wenn er ein anderes Medikament aufgrund Ihres persönlichen Krankheitsbildes für sinnvoll hält. Manchmal reicht die Therapie mit einem einzigen Antidiabetikum nicht aus, um das HbA1c-Ziel zu erreichen. Dann kann eine Kombination mehrerer Antidiabetika helfen, den Blutzucker besser zu kontrollieren. Bei einer entsprechenden Behandlungsplanung sollte der Arzt Langzeitstudien berücksichtigen und den möglichen Nutzen des Medikaments gegen den möglichen Schaden sorgfältig abwägen.

Der Arzt wägt Nutzen und Risiken eines Medikaments gegeneinander ab

- **Alpha-Glucosidasehemmer** hemmen den Abbau von Kohlenhydraten im Darm. Häufige Nebenwirkungen sind Blähungen, Durchfall und Bauchschmerzen. Sie lassen sich durch eine langsame Erhöhung der Dosis zwar abmildern, werden von vielen Patienten aber trotzdem als unangenehm empfunden
- **Gliptine (DPP-4-Hemmer)** verlängern die Insulinwirkung nach dem Essen. Sie werden häufig mit Metformin kombiniert, wenn damit allein der Blutzucker nicht ausreichend gesenkt werden kann. Gliptine erhöhen nicht das Körpergewicht und verursachen auch keine Hypoglykämien. Als Nebenwirkung können aber zum Teil heftige Kopfschmerzen, Magen-Darm-Beschwerden, Übelkeit und Erbrechen auftreten.

Curaplan

AOK-Curaplan: Die Medikamente

Ein Arzt, der an einem strukturierten Behandlungsprogramm teilnimmt, verpflichtet sich, bevorzugt solche Medikamente zu verschreiben, deren Wirksamkeit und Sicherheit durch Studien belegt sind. Der Arzt kann Ihnen, wenn er das für notwendig hält oder wenn Sie es wünschen, auch andere Medikamente verordnen. Er soll das dann aber mit Ihnen besprechen.

- **SGLT2-Hemmer** senken den Blutzucker, indem sie die Ausscheidung von Zucker mit dem Urin steigern. Viele Patienten nehmen nach der Einnahme dieses Wirkstoffs zwei bis drei Kilo ab. Auch der Blutdruck sinkt leicht. Manche Diabetespatienten haben gleichzeitig eine Herz-Kreislauf-Erkrankung und erhalten entsprechende Medikamente. Wenn diese Patienten ihren Blutzucker nicht wirksam kontrollieren können, kann ihnen unter Umständen eine Kombination von Empagliflozin und Insulin oder eventuell noch einem weiteren oralen Antidiabetikum helfen.

Bei älteren Menschen ist Vorsicht geboten, da es vor allem bei gleichzeitiger Behandlung mit Diuretika (wassertreibenden Mitteln) zu Kreislaufproblemen bis hin zum Kollaps kommen kann.

- **Glinide** regen, ähnlich wie Sulfonylharnstoffe, die Bauchspeicheldrüse an, mehr Insulin zu produzieren. Es gibt aber keine Beweise dafür, dass Glinide besser als lange bekannte und sichere Vergleichsmedikamente vor Gewichtszunahme schützen. Ebenso wenig ist belegt, dass mit Gliniden behandelte Patienten eine höhere Lebensqualität haben oder mit der Therapie zufriedener sind. Deshalb hat der Gesetzgeber festgelegt, dass nur der Wirkstoff Repaglinid im Fall einer starken Nierenschwäche zulasten der Krankenkassen verordnet werden darf.
- **Inkretin-Mimetika (GLP-1-Rezeptoragonisten)** werden nicht eingenommen, sondern unter die Haut gespritzt. In vielen Fällen reicht eine Injektion pro Woche aus. Der Wirkstoff verbessert die Insulinwirkung nach dem Essen und drosselt die Zuckerproduktion in der Leber. Außerdem hemmt er den Appetit. Liraglutid ist ein Vertreter dieser Wirkstoffgruppe. Patienten, die gleichzeitig Medikamente zur Behandlung kardiovaskulärer Risikofaktoren erhalten, können von Liraglutid in Kombination mit mindestens einem weiteren oralen Antidiabetikum und/oder mit Insulin profitieren, wenn ansonsten keine zufriedenstellende Blutzuckerkontrolle erreicht wird.

Bisher gibt es aber keine Belege dafür, dass die langfristige Einnahme dieser Medikamente bessere Ergebnisse bringt als die Behandlung mit Metformin und Sulfonylharnstoffen. Für diese beiden Wirkstoffe liegen solche Untersuchungsergebnisse vor. Eine Außnahme bilden Empagliflozin und Liraglutid für Patienten mit einem kardiovaskulären Risiko in der genannten Kombination.

Keine Angst vor Insulin

Die weitaus meisten Patienten mit Typ-2-Diabetes sind mit blutzuckersenkenden Tabletten gut zu behandeln. Für manche aber kommt der Zeitpunkt, an dem die Wirkung der Tabletten nicht mehr ausreicht. Die Bauchspeicheldrüse produziert nicht mehr genug Insulin. Sie ist erschöpft, weil sie viele Jahre die mangelnde Insulinempfindlichkeit der Zellen durch eine Überproduktion des Hormons ausgeglichen hat. Deshalb ist eine Insulinbehandlung erforderlich. Viele Patienten haben Angst vor diesem Moment. Solange Diät und Tabletten zur Behandlung des Diabetes ausreichen, wird die Krankheit eher unterschätzt. Verordnet der Arzt dagegen Insulin, empfinden viele das als tiefen Einschnitt. Nach dem Motto: Wenn ich spritzen muss, bin ich wohl ernsthaft krank. Dazu kommt die Angst vor dem Spritzen selbst und davor, zuzunehmen und häufiger Unterzuckerungen (Hypoglykämien) zu bekommen.

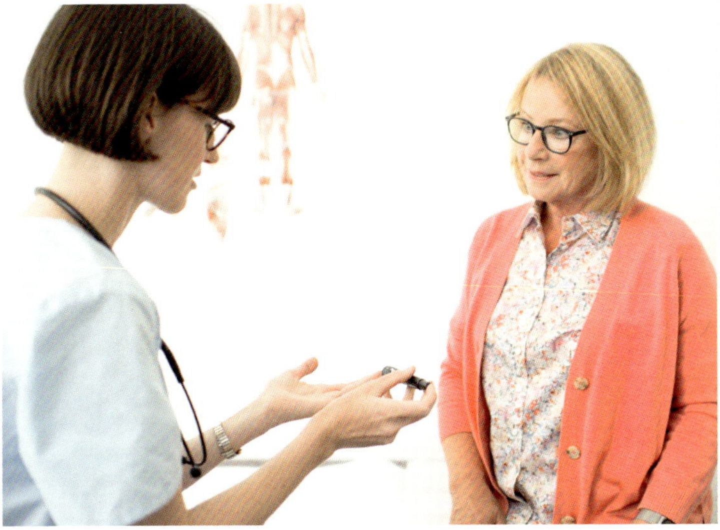

Die Medizinische Fachangestellte hilft: Den Blutzucker zu messen und sich Insulin zu spritzen ist ganz einfach

Manchmal reichen Tabletten nicht mehr aus

Die Vorteile überwiegen

Solche Ängste sind unnötig und machen es schwer, die Vorteile einer Insulintherapie zu sehen. Insulin hilft zum einen, die Diabetessymptome besser in den Griff zu bekommen. Außerdem bessern sich bei vielen Patienten die Blutzuckerwerte und der HbA1c. Und die Therapieerfolge stärken die Motivation und lassen viele Betroffene positiver mit der Erkrankung umgehen. Ein weiterer Vorteil ist, dass die Insulinbehandlung mehr Flexibilität im Alltag erlaubt. So mancher Typ-2-Diabetiker, der auf Insulin umgestiegen ist, kommt deshalb zu dem Schluss, dass sich seine Lebensqualität verbessert hat.

Das Spritzen von Insulin kann die Lebensqualität verbessern

Richtig ist: Viele Patienten, die Insulin spritzen, nehmen leicht zu. Auch die Gefahr von Unterzuckerungen steigt. Gegen die Gewichtszunahme hilft eine gesunde Ernährung. Und in einer Patientenschulung lernt man, wie Ernährung, Bewegung und der

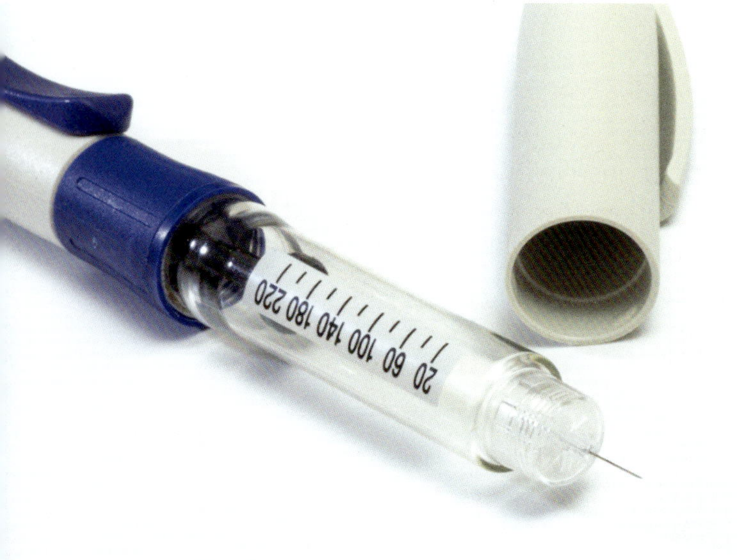

Ganz fein: Mit der richtigen Pen-Nadel spürt man beim Injizieren des Insulins keinen Schmerz

Blutzucker zusammenhängen und wie sich Über- und Unterzucker bemerkbar machen. Auch Angst vor dem Spritzen braucht keiner zu haben. Denn Insulin verabreicht man sich mit Injektionshilfen, sogenannte Pens. Sie setzen auf Knopfdruck die richtige Menge Insulin frei. Den Stich mit der winzigen Nadel spürt man kaum. Das eigentliche Problem, das manche Typ-2-Diabetiker anfangs mit dem Spritzen haben, ist ein anderes. Sie verstecken ihre Erkrankung vor ihren Freunden, Bekannten oder Kollegen. Und wer Insulin spritzt, macht seinen Diabetes öffentlich. Tatsächlich aber ist genau das sinnvoll. Denn nur, wer seinen Diabetes nicht verheimlicht, sondern offen mit ihm umgeht, nimmt die Erkrankung wirklich an und akzeptiert sie für sich. Und das ist die Grundlage dafür, die Erkrankung wirksam zu behandeln.

Welche Insuline gibt es?

Insuline unterscheiden sich nach Wirkung und Beschaffenheit

Wenn Sie Insulin benötigen, entwickelt Ihr Arzt mit Ihnen zusammen eine auf Sie persönlich zugeschnittene Therapie. Er berücksichtigt dabei den Stand der Erkrankung, Ihre Lebensumstände und Ihre Vorstellungen davon, wie Sie leben wollen. Insuline unterscheiden sich nach ihrer chemischen Beschaffenheit und danach, wie lange ihre Wirkung anhält. Früher wurde Insulin aus den Bauchspeicheldrüsen von Rindern und Schweinen gewonnen, heute wird es gentechnisch erzeugt. Dabei wird zwischen Insulinen unterschieden, die dem menschlichen Insulin nachgebildet sind (Humaninsulin), und sogenannten Insulinanaloga. Diese haben eine andere chemische Zusammensetzung. Ihre Wirkung ist ähnlich wie die von Humaninsulin. Studien lassen den Schluss zu, dass der Diabetes mit beiden Arten von Insulin gleich gut behandelt werden kann. Allerdings gibt es noch keine Beweise dafür, dass Insulinanaloga bei langfristiger Einnahme sicher sind. Schwangere bekommen sie deshalb nicht verordnet. Insuline unterscheiden sich außerdem danach, wie lange sie wirken. Bei den kurz wirksamen Insulinen setzt die Wirkung schnell ein und hält weniger lange an. Bei lang wirksamen setzt sie später ein, bleibt aber lange erhalten. Kurz wirksames Humaninsulin wird auch Normalinsulin, lang wirksames Humaninsulin wird NPH-Verzögerungsinsulin genannt. Lang wirksame Insuline werden auch als Depot- oder Basalinsulin bezeichnet. Außerdem gibt es Insuline mit mittlerer Wirkdauer und Mischinsuline.

Die verschiedenen Insuline

	Kurz wirksame Insuline		**NPH-Verzögerungs-insulin**	**Lang wirkendes Analoginsulin**
	Analog-insulin	**Normal-insulin**		
Wirkbeginn	nach etwa 5 – 10 Min.	nach etwa 15 – 30 Min.	nach etwa 2 Std.	langsam
Wirkhöhe-punkt	nach etwa 1 – 1,5 Std.	nach etwa 1,5 – 3 Std.	nach etwa 4 – 6 Std.	unterschied-lich
Wirkdauer	etwa 2 – 3 Std.	etwa 4 – 8 Std.	etwa 12 – 14 Std.	meist bis 24 Std.

Die Blutzuckermessung

Der Blutzuckerlangzeitwert, der HbA1c, gibt Auskunft darüber, wie Ihr Stoffwechsel in den zurückliegenden zwei bis drei Monaten eingestellt war. Diesen Wert misst Ihr Arzt bei jedem Ihrer regelmäßigen Besuche im Rahmen von AOK-Curaplan. Ihren momentanen Blutzuckerwert messen Diabetiker selbst, wenn eine entsprechende Therapie mit Insulin durchgeführt wird. Die Selbstmessung ist unter bestimmten Umständen auch bei Di-

Manche Diabetiker messen ihren Blutzuckerwert selbst

Blutzuckermessung – so geht's

Nur eine fehlerfreie Messung führt zu einem einwandfreien Ergebnis. Die neuen Blutzuckermessgeräte erkennen einige typische Fehler. Doch noch immer bleiben mögliche Fehlerquellen, die das Ergebnis verfälschen können.

- Achten Sie auf das Haltbarkeitsdatum und schützen Sie die Teststreifen vor schädlichen Einflüssen. Messen Sie nicht im Bad, wenn es feucht ist.
- Die Streifen tragen einen Code, der mit dem Code in der Geräteanzeige übereinstimmen muss. Wenn Sie eine neue Packung Teststreifen anbrechen, überprüfen Sie zunächst, ob der darauf angegebene Code der gleiche ist.
- Waschen Sie vor dem Messen die Hände mit warmem Wasser und Seife. Verwenden Sie kein Desinfektionsmittel! Trocknen Sie die Hände gründlich ab.
- Schütteln Sie die Hand vor der Blutentnahme kurz aus oder massieren Sie leicht den Finger.
- Verwenden Sie am besten immer eine frische Lanzette in der Stechhilfe. Das erspart Ihnen Schmerzen beim Piksen oder eine Infektion.
- Stechen Sie in die Seitenfläche der Kuppe des kleinen, des Mittel- oder des Ringfingers.
- Damit der Blutstropfen austritt, drücken Sie nur leicht, sonst gelangt Gewebewasser in den Blutstropfen und der Blutzuckerwert fällt zu niedrig aus.
- Halten Sie den Blutstropfen vorsichtig so an den Teststreifen, dass er ins Testfeld eingesogen wird. Der Streifen muss im Blutzuckermessgerät stecken, bevor Sie den Blutstropfen daraufgeben.
- Tragen Sie den Wert mit Datum und Uhrzeit in Ihr Blutzuckertagebuch ein.

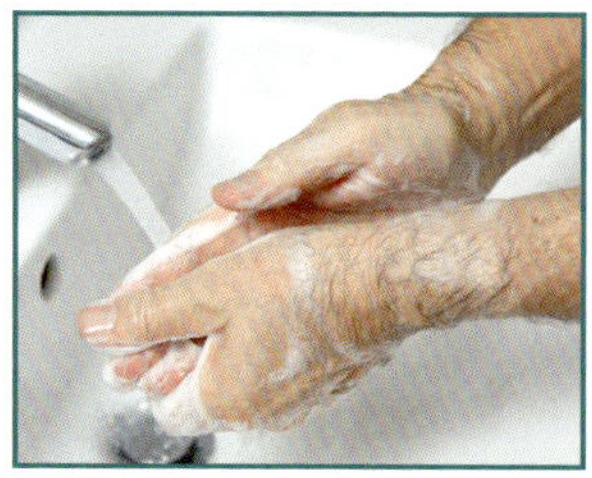

Vor dem Messen die Hände unbedingt gründlich reinigen

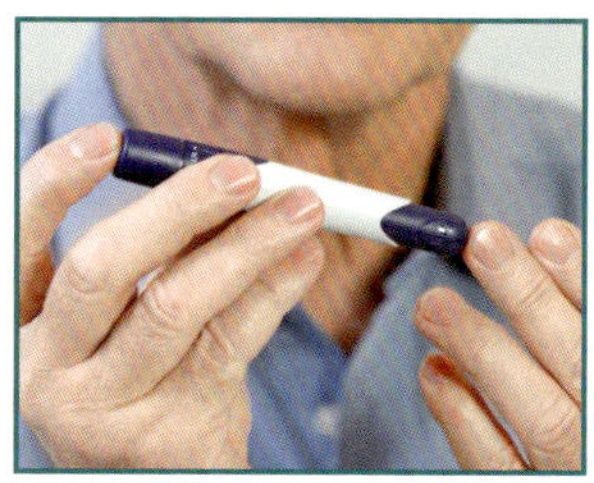

Die beste Stelle: die Seite der Fingerkuppe

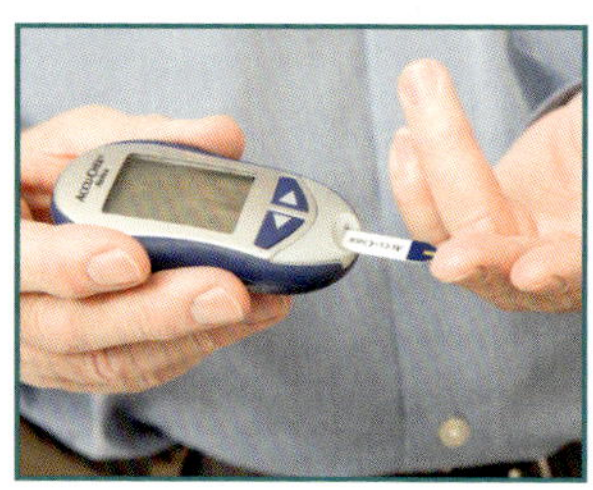

Danach den Blutstropfen vorsichtig an den Teststreifen halten

abetikern sinnvoll, die ihren Diabetes mit Tabletten behandeln. Zum Beispiel, wenn ein Infekt vorliegt oder wenn die Therapie geändert und beispielsweise auf ein Medikament mit einem hohen Hypoglykämierisiko umgestellt wird. Bei der einen Methode wird mit einem Teststreifen die Zuckerkonzentration im Harn gemessen. Nach einer Mahlzeit ist häufig so viel Glukose im Blut, dass Zucker über die Nieren mit dem Harn ausgeschieden wird. Das macht sich diese Methode zunutze. Der Teststreifen verfärbt sich ab einem Wert von etwa 160 bis 200 mg/dl (8,9 bis 11,1 mmol/l), der sogenannten Nierenschwelle. Dieses Verfahren ist absolut schmerzfrei, zeigt aber nur die hohen Werte an. Das Blutzuckermessgerät misst den Blutzucker dagegen im Blut. Man entnimmt dazu mit einer Stechhilfe dem Finger ein wenig Blut und bringt es auf den Teststreifen des Messgerätes auf. Das Gerät ermittelt dann den aktuellen Blutzuckerwert ganz genau, egal, ob er hoch oder niedrig ist.

Die Messverfahren sind einfach und schmerzfrei

Typ-2-Diabetiker, die nur mit Tabletten behandelt werden, brauchen ihren Blutzuckerwert nicht regelmäßig selbst zu messen. Studien zeigen: Der Blutzucker von solchen Patienten ist kaum schlechter eingestellt als der von Patienten, die regelmäßig Selbstmessungen durchführen. Anders bei Diabetikern, die Sulfonylharnstoffe erhalten. Diese können Unterzuckerungen verursachen. Patienten, die Sulfonylharnstoffe neu verordnet bekommen, kann der Arzt deshalb 50 Blutzucker-Teststreifen verschreiben. Auch wer zweimal am Tag eine gleichbleibende Menge Insulin spritzt (= konventionelle Insulintherapie), misst gelegentlich seinen Blutzuckerwert.

Typ-2-Diabetiker, die die intensivierte Insulintherapie anwenden, messen ihren Blutzucker dagegen mehrmals täglich. Meist vor jeder Mahlzeit und vor dem Schlafengehen und immer dann, wenn sie vermuten, dass der Blutzucker zu hoch oder zu niedrig ist. Aus der Höhe des gemessenen Wertes ergibt sich dann die Menge an Insulin, die benötigt wird.

Passgenau: die verschiedenen Insulintherapien

Die verschiedenen Wirkweisen der Insuline machen es möglich, dass der Arzt zusammen mit dem Patienten eine für ihn passende Insulintherapie entwickelt. Oft kombiniert er Tabletten und ein Insulin, er kann aber auch ein Insulinpräparat verordnen oder zwei mit unterschiedlicher Wirkweise. Die wichtigsten Insulintherapien sind:

Basal unterstützte orale Therapie (BOT): Der Patient nimmt regelmäßig seine Tabletten ein und spritzt sich einmal täglich ein lang

Die verschiedenen Insulintherapien

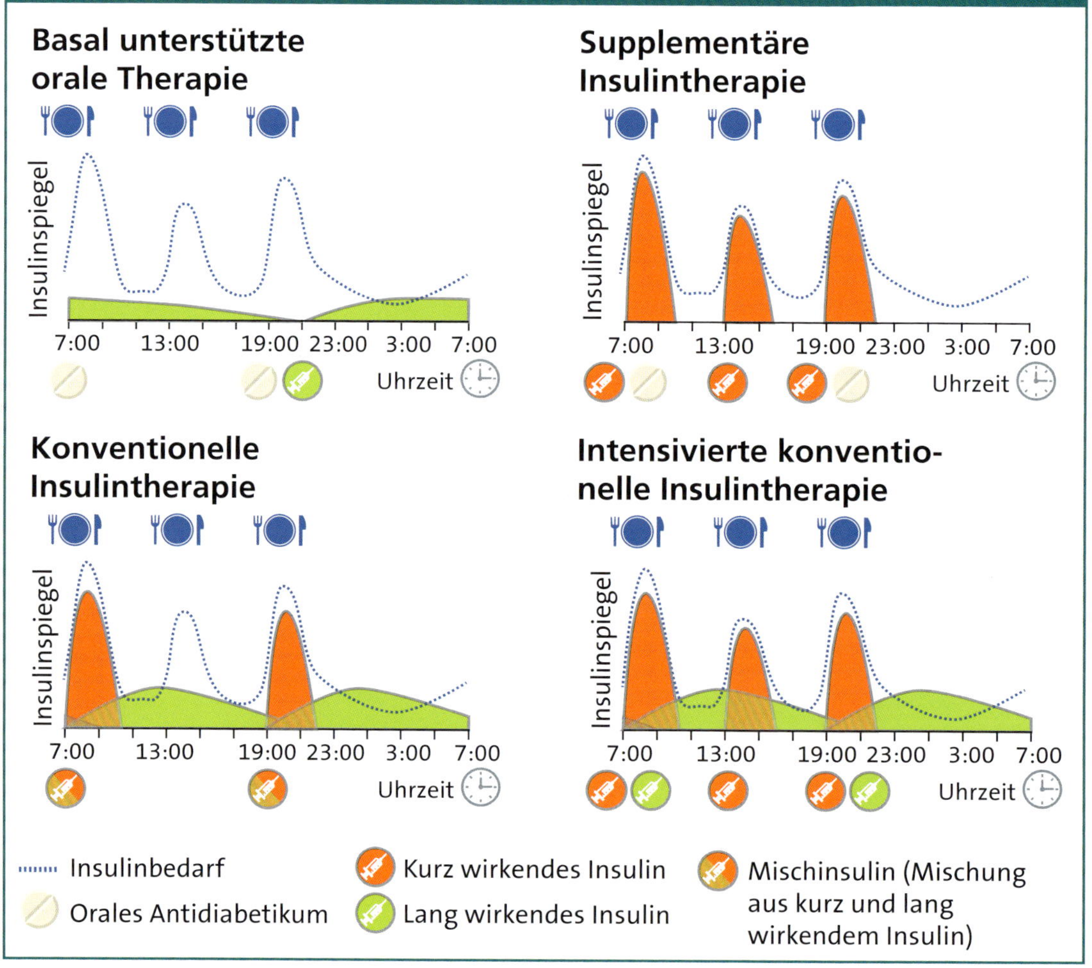

Insulin spritzen – so machen Sie es richtig

Wie Sie sich Insulin richtig spritzen, lernen Sie in einer Schulung. Trotzdem können sich mit der Zeit Fehler einschleichen, die sich auf die Blutzuckerwerte auswirken. Auf diese Punkte kommt es an.

- Stellen Sie mit dem Dosierknopf des Pens die erforderliche Insulinmenge ein und beginnen Sie erst dann mit der Injektion.
- Heben Sie mit einer Hand eine Hautfalte an und stechen Sie mit der anderen die Nadel des Pens senkrecht ein, bis sie ganz verschwunden ist. Bei dieser Technik spüren Sie fast nichts und können sicher sein, dass Sie mit der Nadel ins Unterhautfettgewebe und nicht in die Muskulatur treffen.
- Drücken Sie nach dem Einstich den Knopf langsam bis zum Anschlag. Warten Sie zehn Sekunden, bevor Sie die Nadel wieder herausziehen, damit die erforderliche Insulinmenge ins Unterhautfettgewebe gelangt.
- Wechseln Sie die Injektionsstelle bei jeder Injektion. Das beugt Spritzhügeln vor. Solche Gewebeverhärtungen behindern auch die Aufnahme von Insulin. Ihr Arzt soll im Rahmen des strukturierten Behandlungsprogramms bei jedem Kontrolltermin Ihre Spritzstellen überprüfen. Besprechen Sie mit ihm, nach welchem Schema Sie die Injektionsstellen täglich wechseln.

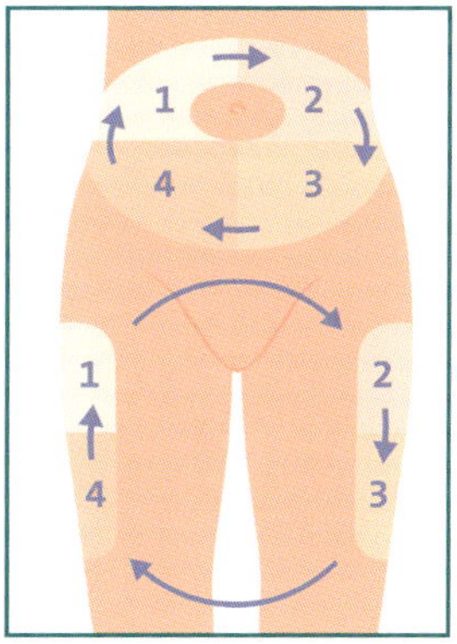

Ein Spritzschema hilft, Komplikationen zu vermeiden

- Benutzen Sie am besten für jede Injektion eine neue Nadel. Mindestens sollten Sie die Nadel von einem auf den anderen Tag wechseln. Das schont die Haut und beugt ebenfalls Spritzhügeln vor.
- Überprüfen Sie jeden Tag, ob Ihr Pen richtig funktioniert. Halten Sie den Pen mit der Nadel nach oben und klopfen Sie ein paarmal dagegen, damit Luftblasen entweichen. Stellen Sie den Dosierknopf auf zwei Einheiten Insulin ein und drücken Sie auf den Knopf. Tritt aus der Nadel ein Tröpfchen aus, funktioniert der Pen einwandfrei.
- Lagern Sie Insulinvorräte im Kühlschrank. Nehmen Sie kurz vor der Anwendung die Patrone heraus, damit das Insulin bei der Injektion nicht mehr eiskalt ist.

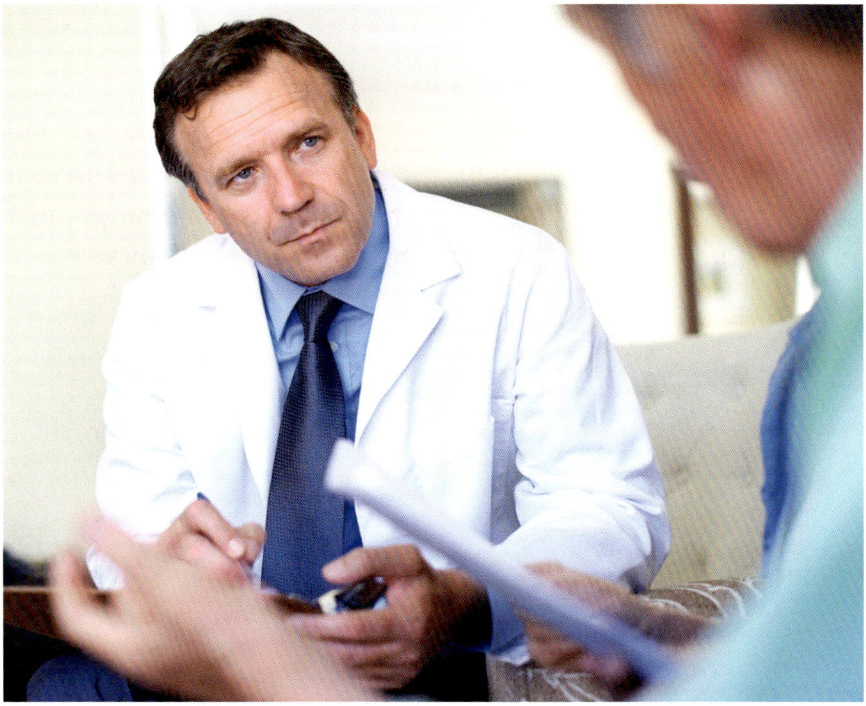

Der Arzt und sein Patient besprechen gemeinsam, welche Insulintherapie sich für den Patienten am besten eignet

wirksames Insulin. In den meisten Fällen geschieht das vor dem Schlafengehen, um hohe nächtliche Blutzuckerwerte zu vermeiden. Als ideal gilt die Kombination von Metformin und Insulin.

Supplementäre Insulintherapie (SIT): Der Patient nimmt Tabletten und spritzt zusätzlich zu den Hauptmahlzeiten eine kleine Dosis eines kurz wirksamen Insulins. Diese Therapie eignet sich besonders für Typ-2-Diabetiker mit hohen Blutzuckergipfeln nach dem Essen.

Konventionelle Insulintherapie (CT): Vor dem Frühstück und vor dem Abendessen wird ein Mischinsulin gespritzt, das ein lang wirksames und ein kurz wirksames Insulin enthält. Diese Therapie empfiehlt sich für Menschen mit einem geregelten Tagesablauf und festen Essenzeiten. Zur Vermeidung von Unterzuckerung sind vormittags und nachmittags kleine Zwischenmahlzeiten erforderlich.

Intensivierte konventionelle Insulintherapie (ICT): Morgens und abends wird ein lang wirksames Insulin gespritzt, vor dem Essen jeweils ein kurz wirksames. Die Dosis des kurz wirksamen Insulins berechnet der Patient selbst, je nachdem, was und wie viel er essen möchte. Der Vorteil dieser Therapie: Der Patient kann seine Mahlzeiten flexibler einnehmen, er ist allerdings auch mehr gefordert als bei anderen Formen der Insulintherapie.

Gemeinsam am Therapieerfolg arbeiten

Menschen gehen mit einer Erkrankung unterschiedlich um. Manche nehmen sie sehr ernst, andere lassen die Behandlung eher schleifen. Wieder andere versuchen, die Krankheit ganz zu verdrängen. Wie sich jemand verhält, hängt von der Persönlichkeit ab, aber auch von den aktuellen Lebensumständen und davon, wie weit die Krankheit fortgeschritten ist. Man weiß inzwischen aber auch: Die Behandlung einer chronischen Erkrankung ist umso erfolgreicher, je besser ein Patient über seine Erkrankung Bescheid weiß. Und je selbstständiger er im Alltag mit den Anforderungen und Problemen umgeht, die die Behandlung an ihn stellt. Strukturierte Behandlungsprogramme setzen deshalb darauf, dass sich Arzt und Patient über die besten Behandlungsschritte verständigen und dass der Patient sich bemüht, sie im Alltag umzusetzen. Dabei bringt der Arzt sein medizinisches Wissen ein und der Patient die Erfahrungen, die er im Umgang mit der Erkrankung gesammelt hat.

Curaplan

AOK-Curaplan: Schulungen

Um an der Behandlung einer chronischen Erkrankung mitzuwirken, braucht man Wissen und praktische Fertigkeiten. Beides können Patienten in Schulungen erwerben. Darum sieht AOK-Curaplan vor, dass jeder Patient bei Bedarf eine solche Schulung besuchen kann. Die Teilnahme ist kostenlos. Wenn Ihr Arzt der Meinung ist, dass Ihnen eine Schulung helfen kann, wird er Ihnen dazu einen Vorschlag machen.

Menschen gehen mit Krankheiten ganz verschieden um

Hilfe einfordern

Wenn ein Patient die mit dem Arzt besprochenen Behandlungsempfehlungen umsetzt, sagt man auch, er ist therapietreu (oder

Jüngere Patienten verkennen eher das Risiko

adhärent). Untersuchungen haben ergeben, dass die Therapietreue von Diabetespatienten mit steigendem Alter zunimmt. Jüngere Patienten verkennen eher das Risiko, das der Diabetes mit sich bringt. Bei ihnen ist die Erkrankung oft noch nicht weit fortgeschritten, die Symptome sind noch nicht stark ausgeprägt. Auch liegen häufig noch keine Folgeerkrankungen vor.

Curaplan

Die Therapietreue wird aber auch davon beeinflusst, welche Medikamente jemand erhält oder wie kompliziert die Therapie ist. Manche Tabletten werden nur einmal täglich eingenommen, andere morgens und abends und wieder andere dreimal am Tag. Da kann man leicht durcheinanderkommen und lässt ein Medikament mal aus. Nebenwirkungen sind ein weiterer Grund dafür, dass Patienten ihre Medikamente absetzen. Man liest auf dem Beipackzettel die Aufzählung möglicher Nebenwirkungen – und schon wandert das Medikament in den Müll. Auch spürbare Nebenwirkungen können ein Grund dafür sein, ein Medikament ohne Rücksprache mit dem Arzt abzusetzen.

AOK-Curaplan: Medikation

Für Patienten, die dauerhaft fünf und mehr Medikamente einnehmen, soll der Arzt einmal jährlich einen Medikationsplan aufstellen. Das sieht AOK-Curaplan vor. Der Arzt erfasst in diesem Plan alle Medikamente, die Sie einnehmen, darunter auch die, die Sie selbst eingekauft haben. Anhand der Liste überprüft er, ob die Medikamente Neben- oder Wechselwirkungen haben können. Danach überlegt er mit Ihnen gemeinsam, ob auf eines oder mehrere dieser Medikamente verzichtet werden kann.

Doch mangelnde Therapietreue zeigt Wirkungen. Die Diabetessymptome nehmen zu, der Langzeitblutzuckerwert steigt, es kann zu Stoffwechselentgleisungen kommen. Ängste und Unsicherheiten sollten Sie deshalb nicht verschweigen, sondern mit Ihrem Arzt besprechen. Beschreiben Sie ihm Nebenwirkungen, die Sie spüren. Sagen Sie, wenn der Beipackzettel Sie verunsichert. Ihr Arzt ist mit dafür verantwortlich, dass Sie die bestmögliche Therapie erhalten.

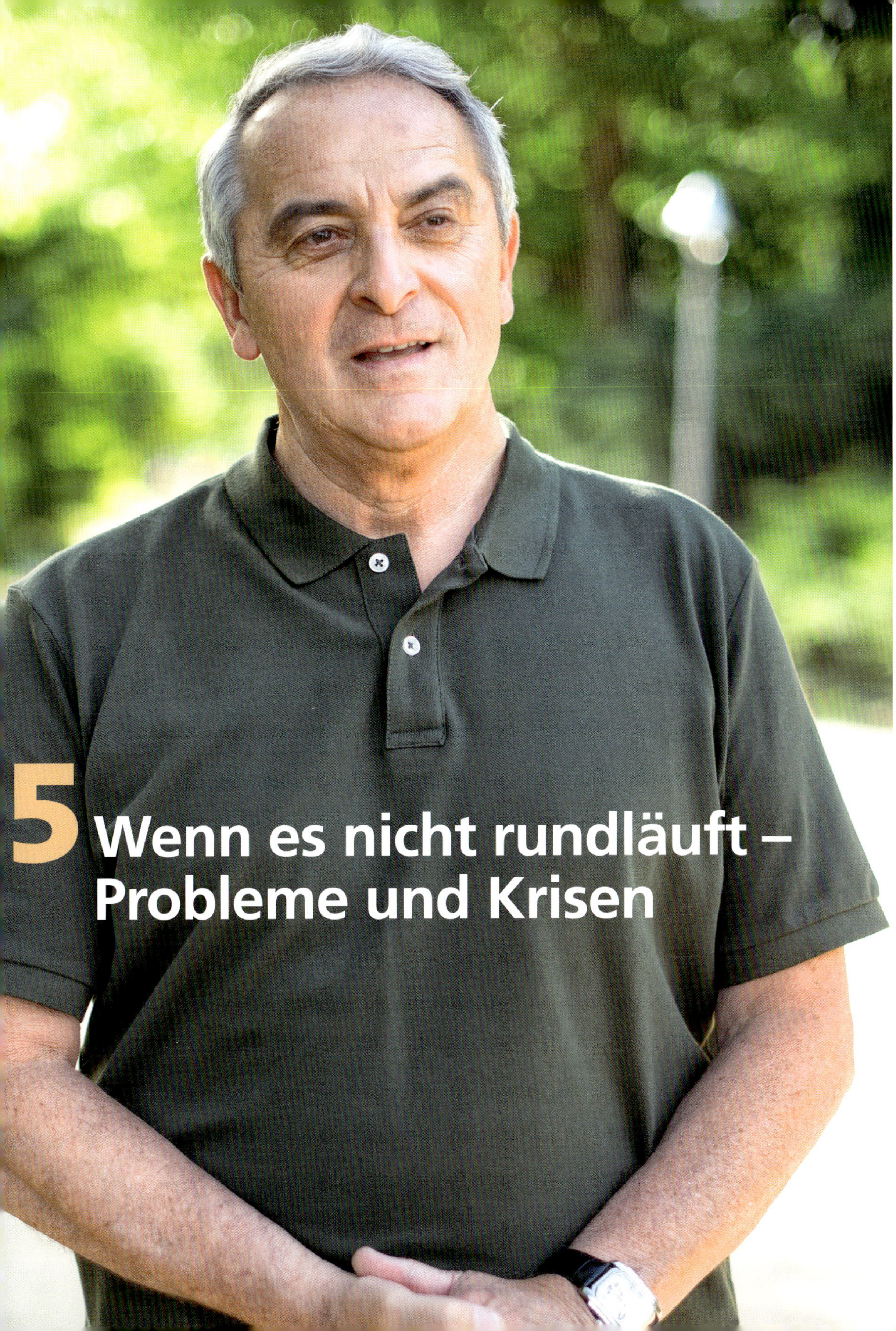

5 Wenn es nicht rundläuft – Probleme und Krisen

Wenn es nicht rundläuft – Probleme und Krisen

Bei der Behandlung einer Diabetes-Erkrankung läuft nicht immer alles glatt. Es kann zum Beispiel zu Stoffwechselentgleisungen kommen, wenn der Blutzucker zu tief abfällt oder zu hoch steigt. Und manchmal hält die Seele dem Druck der chronischen Erkrankung nicht stand und man gerät in eine Krise, die sich negativ auf die Behandlung auswirkt. Von solchen Problemen handelt dieses Kapitel. Es geht darum, wie sich Unter- und Überzuckerungen ankündigen und wie Sie sich dagegen schützen können. Und Sie erfahren, was Sie tun können, wenn psychische Probleme auftauchen. Viele Komplikationen lassen sich vermeiden, wenn Sie über mögliche Fallstricke Bescheid wissen. Die Informationen auf den folgenden Seiten sollen Ihnen keine Angst machen, sondern zeigen, wie Ihre Diabetes-Behandlung so krisenfrei wie möglich verlaufen kann.

Zu wenig Zucker im Blut – Hypoglykämien

Ideale Werte lassen sich nicht immer erreichen

Das wichtigste Ziel der Diabetes-Behandlung ist, die überhöhten Blutzuckerwerte zu senken. Ideale Werte lassen sich aber auch mit der besten Therapie nicht immer stabil erreichen. Dann kommt es zu „Ausreißern“ nach oben oder unten. Fällt der Blutzucker zu tief ab, entsteht eine Unterzuckerung, in der Fachsprache Hypoglykämie (Hypo= zu wenig, glyk= Zucker, ämie = im Blut) genannt. Menschen, die schon länger mit Diabetes leben, sprechen oft einfach von „Hypos“. Als zu niedrig gelten Blutzuckerwerte unter 60 mg/dl (3,3 mmol/l). Sie treten nur bei Patienten auf, die Insulin spritzen, die Medikamente aus der Gruppe der Sulfonylharnstoffe oder der Glinide einnehmen oder diese Tabletten und

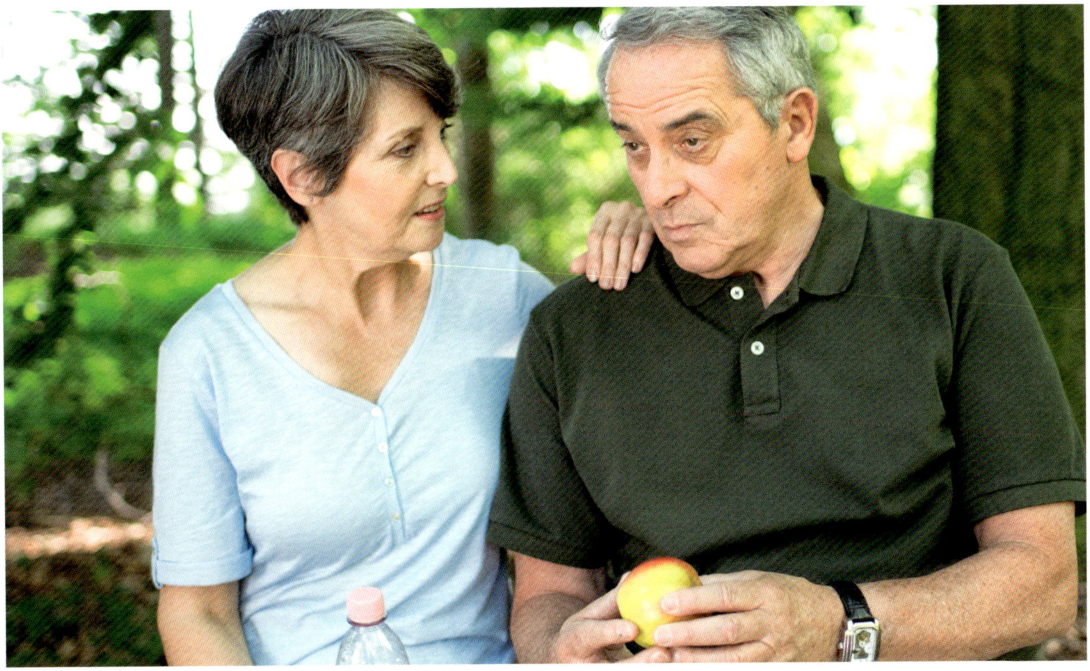

Die Symptome einer Unterzuckerung reichen von Angst und innerer Unruhe bis zu Heißhunger und Konzentrations- und Sehstörungen

Insulin kombinieren. Bei dem häufig verordneten Wirkstoff Metformin besteht dieses Risiko nicht (→ Seite 56).

Insulin, Sulfonylharnstoffe und Glinide erhöhen den Insulinspiegel im Blut. Als Folge sinkt der Blutzucker – manchmal stärker als gewünscht. Denn die Menge des Insulins muss zur jeweils im Blut vorhandenen Menge von Zucker passen. Doch der Blutzucker schwankt häufig kurzfristig relativ stark. Weil Insulinspritzen oder Medikamente den Insulinspiegel für längere Zeit erhöhen, kann dann – bezogen auf den vorhandenen Zucker – zu viel Insulin im Blut kreisen. Die Folge: Es wird zu viel Zucker abgebaut.

Auch leichte Unterzuckerungen sollte man nicht ignorieren

Das empfindliche Regelsystem, das bei Gesunden das Zuckerniveau immer passend ausgleicht, lässt sich mit Medikamenten nicht ebenso perfekt „nachbauen". Leichte Unterzuckerungen sind deshalb auch in einer guten Therapie hin und wieder normal. Sie sind kein Grund zu großer Sorge, sollten aber auch nicht ignoriert werden. Um auf Dauer Folgeschäden durch Hypos zu vermeiden, ist es wichtig, dass Sie

- Unterzuckerungen rechtzeitig erkennen
- wissen, wie Sie schnell und wirksam gegensteuern können
- die Ursachen erforschen
- Unterzuckerungen so gut wie möglich vermeiden

Unterzuckerungen rechtzeitig erkennen – die Symptome

Unterzucker bedeutet Stress für den Körper

Zucker ist unverzichtbar für viele Vorgänge in Zellen und Organen. Deshalb reagiert der Körper, wenn der Blutzucker sinkt, wie auf eine Kampfsituation: Er schüttet das Stresshormon Adrenalin aus. Zu einer Hypoglykämie gehören daher Symptome, die wir auch empfinden, wenn wir in Angst oder Panik sind: Zittern und Herzklopfen, Schwitzen und innere Unruhe, weiche Knie und Blässe. Wenn die Werte weiter sinken, stört der Zuckermangel auch Funktionen des Gehirns. Dann können auch Kopfschmerzen und Konzentrationsstörungen auftreten, dazu verwirrtes Sprechen und Handeln, Heißhunger oder Sehstörungen. Stark unterzuckerte Menschen werden oft „komisch", zum Beispiel sehr albern oder plötzlich aggressiv. Möglich ist auch eine Bewusstseinstrübung bis hin zur Ohnmacht. Allerdings sind solche Extremfälle bei Menschen mit Typ-2-Diabetes selten.

Unterzuckerung und Überzuckerung

Unterzuckerung:
ab 60 mg/dl (3,3 mmol/l)

Bedenkliche Überzuckerung:
300 mg/dl (16,65 mmol/l)

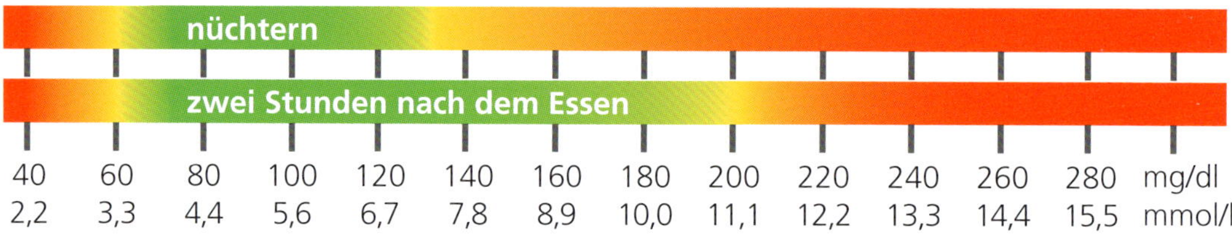

Der Blutzucker sollte bei Typ-2-Diabetikern nüchtern in der Regel zwischen 100 bis 125 mg/dl (5,6 bis 6,9 mmol/l) liegen. 2 Stunden nach dem Essen sollte er weniger als 200 mg/dl (11,1 mmol/l) betragen. Diese Werte liegen bei Nichtdiabetikern nüchtern unter 100 mg/dl (5,6 mmol/l) und 2 Stunden nach dem Essen unter 120 mg/dl (6,7 mmol/l).

Kurz erklärt: Hypo-Wahrnehmungsstörung

Wenn Patienten die Anzeichen für eine Unterzuckerung immer schlechter spüren, spricht man von einer Hypo-Wahrnehmungsstörung. Sie betrifft häufiger ältere Menschen, die schon lange Diabetes haben, und solche, die besonders niedrige Zielwerte für den Blutzucker erreichen wollen. Der Körper gewöhnt sich bei ihnen an zu niedrige Werte: Er schüttet im Zuckertief keine Stresshormone mehr aus, frühe Warnzeichen bleiben aus. Die Hypo wird erst bemerkt, wenn das Gehirn unterzuckert ist und schwere Symptome auslöst. Hypo-Wahrnehmungsstörungen lassen sich behandeln: Eine Zeit lang werden höhere Blutzuckerwerte zugelassen, damit der Körper wieder empfindlicher auf niedrige Werte reagiert. Es gibt auch spezielle Schulungen, die helfen, mit Hypos besser klarzukommen.

Ob leichte oder schwerere Unterzuckerung – die Anzeichen sind nicht eindeutig und bei jedem etwas anders. Unterschiedlich ist auch der kritische Grenzwert. In der Medizin gelten zwar Werte unter 60 mg/dl (3,3 mmol/l) als Hypoglykämie. Doch manche Patienten spüren Symptome schon bei höheren Werten, andere erst, wenn der Blutzucker unter die Marke von 60 mg/dl (3,3 mmol/l) sinkt. Eventuell liegt dann sogar eine Hypoglykämie-Wahrnehmungsstörung vor. Denken Sie auch daran, dass sich die Anzeichen von Unterzucker im Lauf der Zeit ändern können. Wichtig ist, dass Sie Ihre typischen Warnzeichen gut kennen, dass Sie sie rechtzeitig wahrnehmen und wissen, ab welchem Wert es bei Ihnen kritisch wird. Dann können Sie schnell und wirksam handeln, sobald es nötig wird.

Man sollte seine typischen Warnzeichen gut kennen

Unterzuckerungen wirksam behandeln – Gegenmaßnahmen

Je aufmerksamer Sie Anzeichen eines Unterzuckers wahrnehmen, desto besser. Dann können Sie schnell und einfach gegensteuern. Die Regel lautet: „Erst essen, dann messen." Das Wichtigste ist, dem Körper sofort Kohlenhydrate zuzuführen, die direkt ins Blut gelangen. Stoppen Sie außerdem sofort körper-

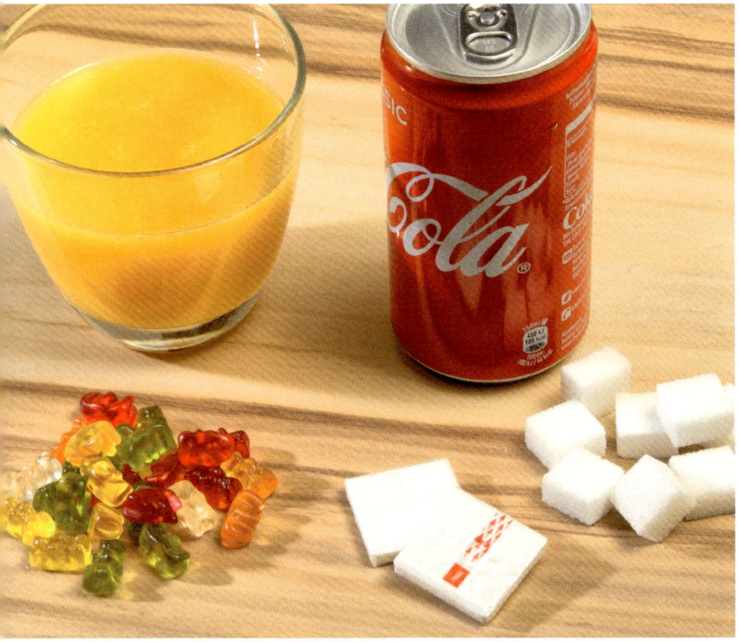

„Erst essen, dann messen" – bei einer leichten Hypoglykämie helfen schon ein paar „schnelle" Kohlenhydrate

liche Aktivitäten – sie senken den Blutzucker weiter.

Bei einer leichten Hypoglykämie reichen meist schon zwei Brot- oder Kohlenhydrat-Einheiten, um die Werte zu normalisieren. Nutzen Sie dazu „schnelle" Kohlenhydrate, zum Beispiel 0,2 Liter Cola, zuckerhaltige Limonade (keine Light-Produkte) oder Saft. Auch Trauben- oder Würfelzucker und Gummibärchen sind gut. Nicht geeignet sind Schokolade, Milch oder Milchprodukte, Wurst- oder Käsebrote, denn das enthaltene Fett verzögert den Blutzuckeranstieg. Zur Sicherheit sollten Sie nach den „schnellen" noch „langsame" Kohlenhydrate essen – etwa einen Müsliriegel oder ein belegtes Brot. Nach einer halben Stunde sollte der Blutzucker wieder über 120 mg/dl (6,7 mmol/l) liegen. Falls nicht, braucht der Körper mehr schnelle Kohlenhydrate (→ Seite 37).

Bei schweren Hypoglykämien ist fremde Hilfe nötig

Bei schweren Hypoglykämien ist fremde Hilfe nötig. Die Mitglieder Ihrer Familie, Freunde und eventuell auch Kollegen sollten wissen, was sie bei einer starken Unterzuckerung tun können, zum Beispiel welche Kohlenhydrate in welchen Mengen nötig sind. Bei Bewusstlosigkeit müssen sie den Notarzt rufen und bis zu seinem Eintreffen möglichst Glukagon spritzen. Glukagon bremst als Gegenspieler des Insulins dessen Wirkung und lässt den Blutzucker steigen. Diese Hilfsmaßnahmen müssen vorher besprochen und eventuell geübt werden. Ihr Arzt berät Sie und Ihre Nächsten dazu. Auch in einigen Diabetes-Schulungen sind Partner und Familienmitglieder willkommen.

Die Familie oder andere Ihnen nahestehende Menschen können auch bei leichten Hypoglykämien hilfreich sein: Nicht selten erkennt der Partner eine beginnende Hypo schneller als der Betroffene selbst, weil die Zeichen „von außen“ besser zu deuten sind. Das gilt besonders, falls zu Ihren typischen Hypozeichen Unruhe, Verwirrung oder Aggressionen gehören, die Sie selbst in der akuten Situation weniger bewusst wahrnehmen.

Wie kommt es zur Unterzuckerung? – Ursachen

Ein Diabetes-Tagebuch hilft bei der Suche nach den Ursachen

Treten häufiger Hypoglykämien auf, sollten Sie die genaueren Gründe erforschen – vor allem, wenn die Hypos schwer verlaufen. Dabei hilft ein Diabetestagebuch. Dort tragen Sie Ihre Blutzuckerwerte ein, vermerken, wann Sie welche Medikamente nehmen, aber auch Mahlzeiten, Getränke, körperliche Anstrengungen und eventuelle Beschwerden. So lässt sich gemeinsam mit Ihrem Arzt leichter nach Ursachen fahnden.

Grundsätzlich besteht die Gefahr einer Hypoglykämie immer dann, wenn die Menge der gegessenen Kohlenhydrate, die Dosis der Medikamente oder des gespritzten Insulins, körperliche Anstrengung, Alkoholkonsum oder andere zuckersenkende Einflüsse nicht aufeinander abgestimmt sind. Die wichtigsten Ursachen sind daher:

- **Zu wenig Kohlenhydrate im Verhältnis zur Insulinmenge**
  Das passiert, wenn Sie zu wenig Kohlenhydrate essen, Mahlzeiten auslassen, die Menge der Brot-/Kohlenhydrat-Einheiten falsch einschätzen oder nach dem Spritzen eines kurz wirksamen Insulins zu lange nichts essen.
- **Zu viel Insulin im Verhältnis zur Kohlenhydrat-/Zuckermenge**
  Falls Sie Insulin spritzen, sind mögliche Ursachen:
  – falsche Insulindosis oder versehentliches doppeltes Spritzen
  – Verwechselung der Insulinarten
  – Insulin kommt zu schnell ins Blut (z. B. durch Spritzen in einen Muskel oder weil Hitze die Durchblutung stark anregt)
  – Ihr Insulinbedarf ist gesunken, weil Sie abgenommen haben

Nehmen Sie Sulfonylharnstoffe oder Glinide, sind mögliche Ursachen:
– Sie haben aus Versehen eine Dosis doppelt eingenommen
– Sie haben nach der Einnahme nicht gegessen
– Sie haben abgenommen und brauchen eine geringere Dosis
– Wechselwirkung mit anderen Medikamenten

- **Sport und körperliche Anstrengung**
Regelmäßige Bewegung senkt langfristig den Blutzucker. Aber arbeitende Muskeln ziehen auch sofort Zucker aus dem Blut. Der Zuckerabfall kann zu stark ausfallen, wenn Insulinmenge, Medikamente und Kohlenhydrat-Zufuhr nicht angepasst werden.

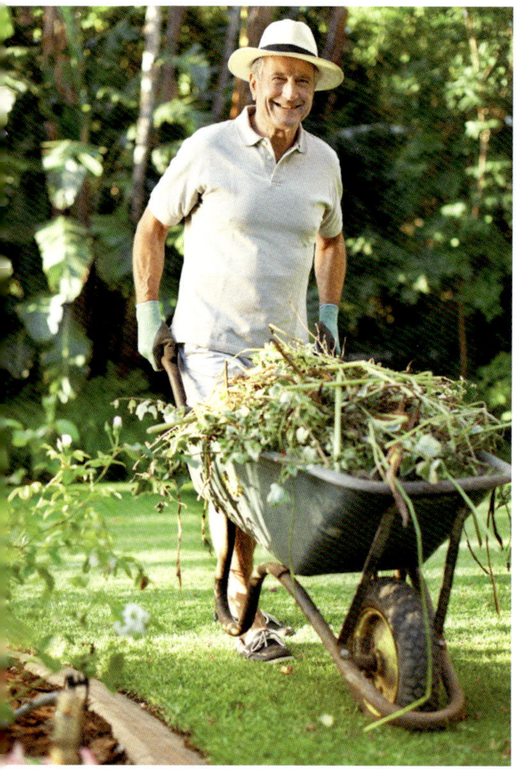

Vor körperlich anstrengenden Tätigkeiten dürfen es ein paar Kohlenhydrate mehr sein

- **Alkohol**
Bier, Wein und Co. steigern den Blutzucker kurz, dann aber sinkt er für viele Stunden deutlich. Denn die Leber ist mit dem Alkoholabbau voll beschäftigt. Sie schüttet deshalb ihre Zuckerreserven nicht aus, was sonst Unterzucker verhindert.

- **Infekte**
Vor allem bei Magen-Darm-Infekten verliert der Körper auch Kohlenhydrate. Dann ist eventuell die gespritzte Insulinmenge oder die Dosis der Tabletten zu hoch.

Unterzuckerungen vermeiden

Sie können viel dafür tun, dass Unterzucker bei Ihnen selten und nur schwach auftritt. Es lohnt sich. Denn häufige Hypos verschlechtern die gesamte Blutzuckereinstellung und werden mit der Zeit immer später bemerkt. Schädlich sind sie aber unabhängig davon, ob sie wahrgenommen werden oder nicht. Unter anderem belasten Hypos das Herz und mindern die Gedächtnisleistung.

Unterzuckerungen vermeiden – so geht's

Folgende Maßnahmen helfen, Unterzuckerungen zu vermeiden:

- Überprüfen Sie mit Ihrem Arzt die Insulintherapie. Frischen Sie eventuell in einer weiteren Schulung Ihr Wissen dazu auf.
- Einige Medikamente, darunter Antibiotika, verstärken die Wirkung der Diabetes-Medikamente und vergrößern die Gefahr von Hypos. Ihr Arzt prüft darum, ob die Medikamente, die Sie einnehmen, Wechselwirkungen eingehen.
- Senken Sie Ihren Blutzucker nicht zu stark. Sie erreichen sonst zwar eine Zeit lang gute HbA1c-Werte, erhöhen aber das Risiko für Hypos. Suchen Sie einen guten Mittelweg.
- Besprechen Sie mit Ihrem Arzt noch einmal genau die Therapie mit Sulfonylharnstoffen und Gliniden. Nehmen Sie die Tabletten wie vereinbart und lassen Sie keine Mahlzeit aus.
- Trinken Sie wenig Alkohol und essen Sie Kohlenhydrate dazu. Wenn Sie abends getrunken haben, achten Sie vor dem Schlafengehen auf ausreichend hohe Zuckerwerte – sonst drohen nächtliche Unterzuckerungen.
- Rechnen Sie Sport und körperliche Anstrengungen mit ein – auch Garten-, Haushalts- oder handwerkliche Arbeit. Essen Sie vorher mehr Kohlenhydrate und reduzieren Sie eventuell die Insulin- oder Tablettendosis.
- Auch bei Magen-Darm-Infekten muss die Insulin- oder Tablettendosis manchmal angepasst werden.
- Sie sollten immer schnelle Kohlenhydrate wie Traubenzucker dabeihaben, als Erste Hilfe gegen Unterzucker.
- Eine unentdeckte Nierenschwäche kann auch die Ursache für eine Unterzuckerung sein. Darum kontrolliert Ihr Arzt einmal jährlich die Nierenfunktion.

Vorsicht ist gut

Das Risiko Hypoglykämie bedrückt viele Menschen mit Diabetes Typ 2 und ihre Angehörigen. Es ängstigt sie, den „Launen" des Körpers scheinbar machtlos ausgeliefert zu sein. Und starke Hypoglykämien können bei manchen an Diabetes Erkrankten sogar Panik bis zur Todesangst auslösen. Sie fürchten dann ständig, dass sich das Ereignis wiederholt. Doch schwere Unterzuckerungen sind bei

Schwere Unterzuckerungen sind sehr selten

Kurz erklärt: Nächtliche Unterzuckerungen

Auch nachts kann der Blutzucker zu tief sinken – nach Sport und Alkoholgenuss am Abend, durch Fehler beim Insulinspritzen oder bei der Tabletten-Einnahme. Nächtlicher Unterzucker bleibt oft unbemerkt. Mögliche Zeichen sind schweres Aufwachen am Morgen, verstärkte Müdigkeit am Tag, nächtliches Schwitzen, schwere Träume. Oft ist morgens der Nüchtern-Zucker erhöht, weil die körperliche Gegenreaktion den Blutzucker hochtreibt.

Bei solchen Symptomen sollten Sie mit Ihrem Arzt sprechen. Eventuell müssen Sie eine Zeit lang nachts den Blutzucker messen. Ihr Arzt wird Ihnen raten, welche Zuckerwerte vor dem Schlafengehen anzustreben sind. Empfohlen werden meist Werte zwischen 120 und 180 mg/dl (6,7 bis 10,0 mmol/l). Höhere Werte können zum Beispiel nach Sport oder feucht-fröhlichen Feiern sinnvoll sein.

Diabetes Typ 2 sehr selten. Und selbst wenn der Blutzucker massiv abfällt, besteht in der Regel keine Lebensgefahr. Denn der Körper startet bei besonders niedrigen Werten auch selbst ein Notfallprogramm: Die Leber setzt dann normalerweise Zuckerreserven frei und schüttet das Hormon Glukagon aus – beides erhöht den Blutzucker wieder. Zu große Ängste vor Unterzuckerungen sind also unnötig. Aufmerksamkeit aber ist sinnvoll. Vor allem bei älteren Menschen, die schon länger als zehn Jahre Diabetes haben: Ihr Risiko für Hypos ist höher. Unabhängig vom Alter gilt außerdem besondere Vorsicht beim Autofahren, bei Hausarbeiten wie zum Beispiel Fensterputzen, wenn Sie Maschinen bedienen oder länger allein in einer Umgebung unterwegs sind, wo Sie nicht schnell Hilfe bekommen können (→ Seite 112 ff.). Auch hier gilt die Grundregel: Schnelle Kohlenhydrate sollten immer griffbereit sein, um sofort auf eine beginnende Hypo reagieren zu können.

Bei einigen Tätigkeiten ist Vorsicht geboten

Zu viel Zucker im Blut – Hyperglykämien

Auch wenn der Blutzucker prinzipiell gut eingestellt ist, kann das Hauptsymptom des Diabetes wieder auftreten: zu viel Zucker im Blut. Häufige sogenannte Hyperglykämien (hyper = zu viel, glyk = Zucker, ämie = im Blut) schaden. Zum einen, weil das Risiko für Folgeschäden steigt. Zum anderen sind extrem hohe Werte riskant, weil der Stoffwechsel komplett entgleisen kann. Auch wenn das selten passiert, sollten Sie diese Gefahr kennen. Ab wann Werte als zu hoch gelten, hängt von den persönlichen Zielwerten ab, die Sie mit Ihrem Arzt festgelegt haben. Bei den meisten Patienten sollen die Nüchtern-Werte am Morgen nicht über 125 mg/dl (6,9 mmol/l) liegen und ein bis zwei Stunden nach dem Essen nicht höher als 199 mg/dl (11,0 mmol/l) sein. Kritisch wird es bei Werten ab 300 mg/dl (16.7 mmol/l). Dann können sich schwere Symptome bis hin zum sogenannten diabetischen Koma zeigen.

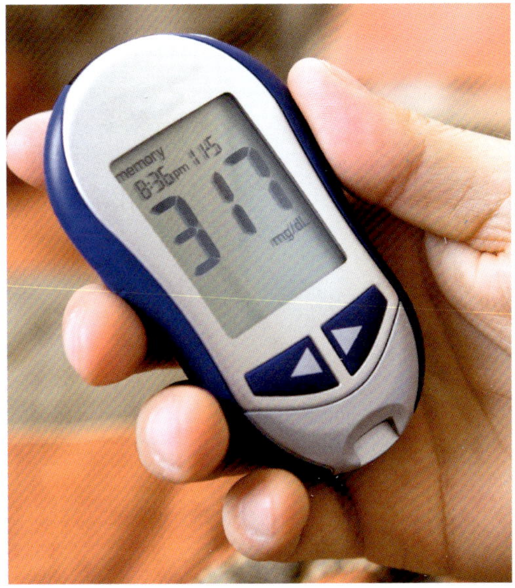

Bei Werten über 300 mg/dl zeigen sich mehr und mehr schwere Symptome

So erkennen Sie eine Hyperglykämie – die Symptome

Manche Zeichen einer Überzuckerung kennen Sie eventuell aus der Zeit vor Ihrer Diagnose. Aber nicht alle Symptome zeigen sich bei jedem Patienten gleich. Außerdem entwickeln sich Hyperglykämien häufig langsam über mehrere Tage – auch das erschwert manchmal, sie früh zu erkennen. Der Verdacht auf eine Hyperglykämie besteht bei:

- Durst und trockenem Mund
- ständigem Harndrang mit häufigem Wasserlassen
- Sehstörungen
- starker Müdigkeit und Kraftlosigkeit
- schlechter Wundheilung
- Gewichtsverlust

Bei sehr hohen akuten Werten (sie können bis auf 600 mg/dl bzw. 33,3 mmol/l steigen) sind Wadenkrämpfe und Nervenschmerzen in den Beinen möglich. Eine Überzuckerung kann manchmal aber auch mit einer Magen-Darm-Infektion verwechselt werden.

Die Symptome sind nicht immer eindeutig

Ältere Menschen trinken oft zu wenig Flüssigkeit

Weil die Niere bei sehr hohen Werten ständig versucht, Zucker auszuscheiden, verliert der Körper zu viel Flüssigkeit. Das ist besonders bei alten Menschen problematisch. Sie trinken oft sowieso zu wenig, weil sie weniger Durst verspüren. Der Körper trocknet aus, die Haut schuppt und juckt leicht, es kann zur Verwirrtheit kommen. Im Extremfall droht eine Ohnmacht. Dann spricht man vom diabetischen Koma – der gesamte Stoffwechsel ist entgleist.

Auf Überzuckerung richtig reagieren

Spätestens wenn der Blutzucker deutlich über 250 mg/dl steigt, ist es nötig einzuschreiten. Trinken Sie zuckerfreie Flüssigkeit. Am besten eignet sich Mineralwasser oder ungesüßter Tee. Bewegen Sie sich ein wenig und essen Sie nichts, bis der Blutzucker wieder fällt. Es kann sinnvoll sein, die Tabletten- oder Insulindosis zu erhöhen und ein kurz wirksames Insulin zu spritzen. Solche Maßnahmen sollten aber mit Ihrem Arzt besprochen sein. Wenn sich Ihr Zustand nicht bessert und die Werte nicht sinken oder weiter steigen, brauchen Sie ärztliche Hilfe.

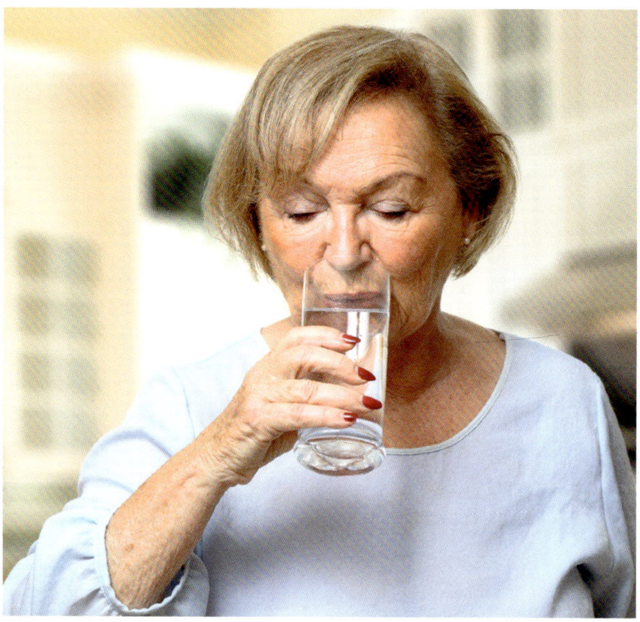

Die erste Maßnahme, wenn der Blutzuckerwert steigt: Mineralwasser oder ungesüßten Tee trinken

Wie kommt es zur Überzuckerung – Ursachen

Häufige Hyperglykämien führen langfristig zu zahlreichen Folgekrankheiten des Diabetes. Zugleich reagiert der Körper bei häufiger Überzuckerung immer später mit Symptomen. Die Hyperglykämien werden immer schlechter bemerkt. Falls Ihre Blutzuckerwerte oft zu hoch sind, sollten Sie gemeinsam mit Ihrem Arzt die Gründe erforschen und überlegen, was gegen diese Ausreißer zu tun ist. Ein Diabetestagebuch kann helfen, den Ursachen auf die Spur zu kommen. Mögliche Auslöser sind:

- Sie haben zu viele Kohlenhydrate gegessen oder getrunken (zuckerreiche Softdrinks wie Cola, Limonade, gesüßter Eistee, üppige Mahlzeiten, Süßigkeiten)
- Geringe Insulindosis, weil die Kohlenhydratmenge oder die Insulindosis falsch berechnet wurde

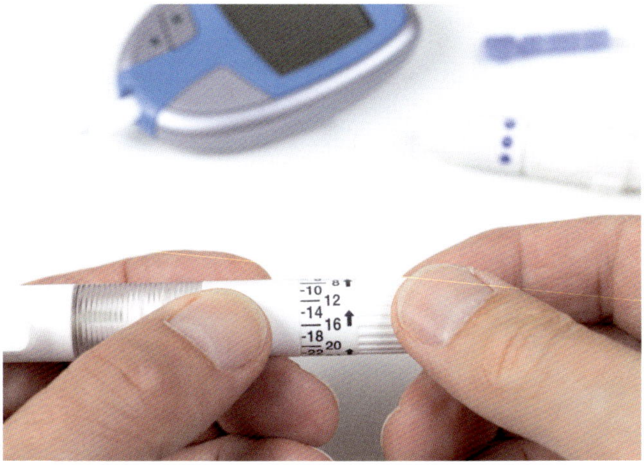

Eine zu geringe Insulindosis ist eine mögliche Ursache einer Überzuckerung

- Weniger Bewegung als sonst, sodass die Muskeln weniger Zucker verbrauchen und zu viel Zucker im Blut bleibt
- Sie waren körperlich aktiv, obwohl der Blutzucker davor schon überhöht war
- Fehler beim Spritzen: kaputter Pen, falsche Mischung der Insulinarten, Auslassen einer Dosis, falsche Lagerung des Insulins
- Infekte, vor allem mit Fieber
- Stress kann ebenfalls den Blutzucker erhöhen
- Nebenwirkung anderer Medikamente, zum Beispiel Kortison

Überzuckerungen vermeiden

Häufige Überzuckerungen zeigen, dass etwas nicht stimmt. Es lohnt sich, dann Ihre Therapie und Ihren Umgang mit dem Diabetes zu überprüfen und eventuell zu korrigieren. Ihr eigenes Verhalten spielt dabei eine große Rolle, denn ein paar der beschriebenen Ursachen können nur Sie vermeiden, zum Beispiel zu zuckerreiche Mahlzeiten oder Getränke. Und es ist wichtig, dass Sie Medikamente so nehmen oder Insulin so spritzen, wie mit dem Arzt besprochen. Vielleicht hilft Ihnen auch eine weitere Schulung, um Wissen und Können rund um die Diabetes-Therapie aufzufrischen. Möglicherweise haben sich aber auch Ihr Kör-

Wichtig ist, die Medikamente richtig einzunehmen

per und Ihr Stoffwechsel verändert. Eventuell müssen Sie auch Ihre Therapie umstellen, das heißt, die Dosis Ihrer Medikamente oder des Insulins anpassen – Ihr Arzt berät Sie dazu.

Manche Menschen mit Diabetes entwickeln auch häufige Überzuckerungen, weil sie davor weniger Angst haben als vor dem Gegenteil, den Unterzuckerungen (Hypoglykämien oder Hypos). Sie akzeptieren dann lieber zu hohe Werte, als sich dem Risiko auszusetzen, ab und zu eine Hypo zu erleben. Doch die Rechnung geht auf Dauer nicht auf. Denn wegen der vielen Langzeitfolgen schädigen häufig überhöhte Werte den Körper auf Dauer mehr als gelegentliche leichte Unterzuckerungen. Deshalb geht es in der Diabetestherapie immer darum, das richtige Gleichgewicht zu finden zwischen den Folgeschäden durch zu hohe Werte und dem Risiko, den Blutzucker zu stark zu senken.

Seelische Tiefs und Depressionen

In der Behandlung des Diabetes dreht sich vieles um den Körper. Um Blutzucker- und andere Messwerte, um Medikamente, gesunde Ernährung und das Gewicht. Die Seele bleibt dagegen oft unterbelichtet. Dabei ist sie genauso wichtig wie der Körper. Denn die Psyche ist immer mit an Bord, wenn es gilt, im Leben mit Diabetes Kurs zu halten: Geht es ihr gut, ist sie eine Kraftquelle, mit der die Herausforderungen der Krankheit besser zu bewältigen sind. Umgekehrt gilt aber auch: Geht es Ihnen länger psychisch schlecht, führt das häufig zu schlechteren Blutzuckerwerten und zu Problemen mit der Behandlung.

Wer psychisch gesund ist, bekommt die Erkrankung besser in den Griff

Denn wer seelisch geschwächt ist, hat wenig Energie für den diabetesgerechten Alltag: Schon wieder den Blutzucker messen? Auf die Sahnetorte verzichten? Sich zum Joggen aufraffen? Alles scheint sinnlos, die Motivation ist im Keller. Alte Gewohnheiten reißen wieder ein, auch wenn klar ist, dass sie ungesund sind. Die Behandlung wird ebenso vernachlässigt wie ausgewogenes Essen und regelmäßige Bewegung. Wenn so eine Phase länger anhält, droht eine riskante Abwärtsspirale: Die Zuckerwerte stei-

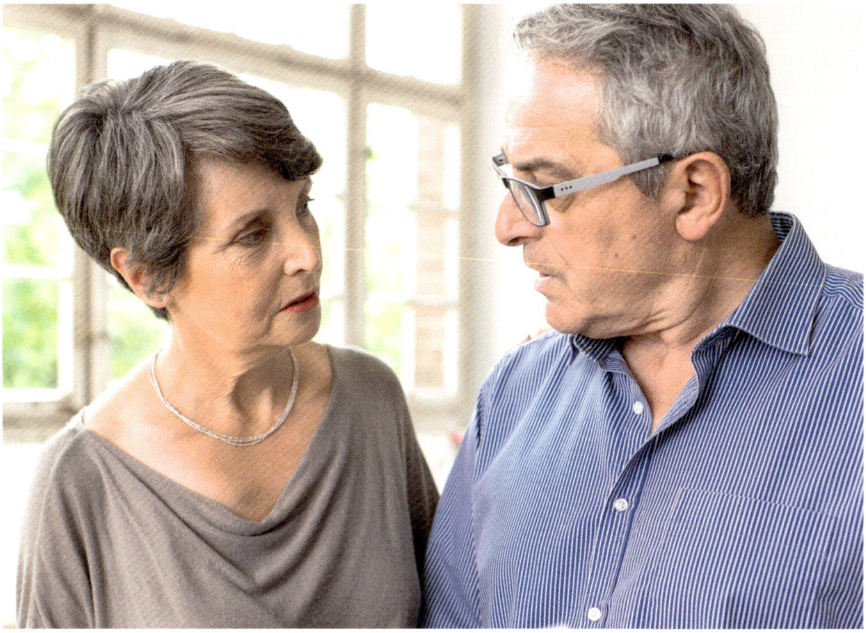

Seelische Krisen sollte man zu überwinden versuchen, denn sie wirken sich negativ auf die Behandlung aus

gen, machen zusätzlich müde und lassen den Stresspegel steigen. Stresshormone wie Cortisol aber treiben den Blutzucker weiter in die Höhe, was die Müdigkeit weiter verstärkt.

Wichtig: neue Kraft schöpfen

Fast jeder Diabetiker erlebt irgendwann solche Krisenzeiten. Das wird bei Ihnen nicht anders sein. Darum ist es wichtig zu wissen, dass solche Phasen zu erwarten sind. Nur dann können Sie sie einordnen als das, was sie sind: ganz normal. Seelische Tiefs sind in allen Krankheitsphasen möglich: nach der Erstdiagnose, aber ebenso später, wenn sich Blutwerte verschlechtern, das Abnehmen nicht gelingt oder es vielleicht nötig wird, Insulin zu spritzen. Oft gibt es gar keinen bestimmten Auslöser. Erschöpfung kann sich auch schleichend entwickeln – gerade bei Patienten, die alles perfekt machen wollen und sich damit auf Dauer überfordern. Kommen dann vielleicht Probleme in der Familie, mit den Finanzen oder am Arbeitsplatz dazu, ist der Akku irgendwann leer.

Seelische Tiefs sind ganz normal

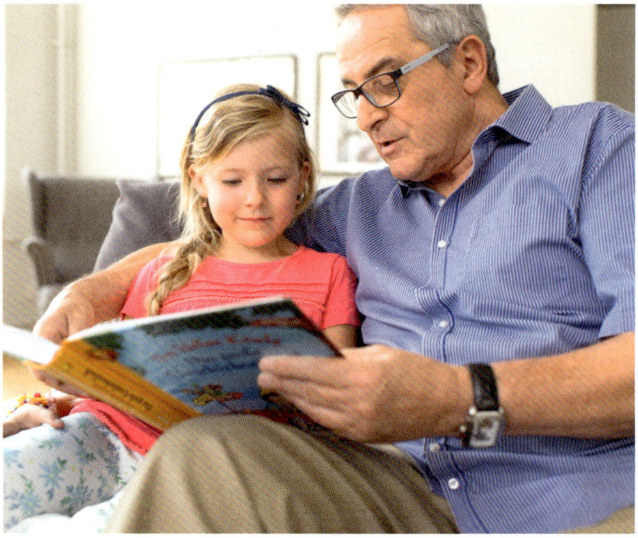

Der Enkelin vorlesen – eine von vielen Möglichkeiten, wieder Mut und Optimismus zu tanken

Dann geht es erst mal darum, neue Kraft zu schöpfen. Vielleicht erreichen Sie in dieser Zeit nicht immer optimale Stoffwechselwerte. Manchmal ist es aber auch wichtig, sich etwas Gutes zu tun und seelisch ein bisschen durchzuatmen. Nehmen Sie auch die Unterstützung Ihnen nahestehender Menschen an. Achten Sie aber darauf, akute Probleme wie massive Unter- oder Überzuckerungen zu vermeiden. Vor allem wer immer alles hundertprozentig richtig machen will, sollte die Ansprüche etwas herunterschrauben. Die Gesundheitswerte können nicht immer perfekt sein, weil sie zu vielen Einflüssen unterliegen. Wenn etwas nicht rundläuft, liegt es nicht immer am eigenen Verhalten oder gar der eigenen Schuld. Das zu wissen, kann entlasten.

Keiner ist allein auf sich gestellt

Wenn Erschöpfung und Motivationskrisen länger anhalten oder sich oft wiederholen, ist das ein guter Anlass, eine Zwischenbilanz zu ziehen – und vielleicht ein paar Dinge zu verändern. Lassen Sie sich bei der Suche nach Lösungen von der Familie, Freunden und Ihrem Arzt unterstützen (→ Seite 106 f.).

Hilfreiche Schritte können sein:

- Ziele überprüfen: Ihre Therapieziele müssen für Sie sinnvoll und machbar sein. Nur dann sind Erfolge möglich – und nur Erfolge motivieren. Vielleicht haben sich Ihre Ziele im Lauf der Zeit verändert?
- Sich selbst belohnen: Tun Sie sich Gutes, wenn Sie Ziele erreichen – auch bei kleinen „Etappensiegen".
- Offen bleiben: Sprechen Sie über Ihre Sorgen mit Familie, Freunden, Ihrem Behandlungsteam, in einer Selbsthilfegruppe oder

einem Internetforum mit anderen Diabetikern. Wichtig: Suchen Sie dabei Lösungen, statt immer weiter um die Probleme zu kreisen.

- Schulungen nutzen: Es kann Sie neu motivieren, in einer Schulung Ihr Wissen aufzufrischen, zu erweitern und sich dort mit anderen auszutauschen.
- Neue Methoden ausprobieren: Ob eine Walkinggruppe oder ein Kochkurs, eine Diabetes-App auf dem Handy oder ein Entspannungstraining – alles, was Sie kräftigt und Ihnen neuen Schwung gibt, ist gut.

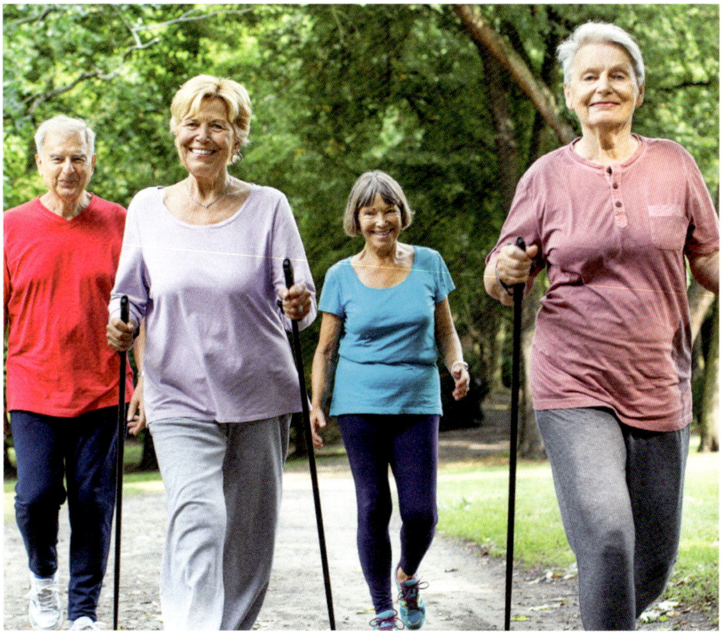

Sport und Bewegung tun nicht nur dem Körper gut, sondern helfen auch, seelische Tiefs zu überwinden

Es gibt kein Patentrezept für Wege aus einem seelischen Tief – die passenden Zutaten sind bei jedem Menschen anders. Die meisten wissen, was ihnen guttut, müssen aber manchmal dieses Wissen neu beleben. Wenn das gelingt, können Sie aus einer Krise gestärkt hervorgehen.

Man kann aus einer Krise auch gestärkt hervorgehen

AOK-Curaplan: Psychosoziale Betreuung

Curaplan

Das Behandlungsprogramm AOK-Curaplan hält den Arzt dazu an, alle Lebensumstände des Patienten zu berücksichtigen, die sich auf die Therapie auswirken können. Dazu gehört zum Beispiel eine fehlende Motivation, sich auf die Behandlung einzulassen, aber auch mangelnder Rückhalt in der Familie oder Probleme am Arbeitsplatz. Außerdem soll er prüfen, ob der Patient an Angststörungen oder Depressionen leidet. Wenn das der Fall ist, soll er dafür sorgen, dass die Erkrankungen durch Experten behandelt werden.

Anzeichen wahrnehmen und handeln

Aus einem vorübergehenden Tief kann aber auch eine tiefer gehende psychische Störung entstehen. Zum Beispiel, wenn sich normale Ängste – etwa vor Folgeschäden oder Unterzuckerungen – so steigern, dass sie das ganze Denken, Fühlen und Handeln beherrschen. Oder wenn sich aus gelegentlichen traurigen Phasen eine Depression entwickelt. Dieses Risiko ist bei Menschen mit Diabetes erhöht: Depressionen treffen sie doppelt so häufig wie den Rest der Bevölkerung. Es ist deshalb wichtig, auf entsprechende Zeichen zu achten. Die folgenden zwei Fragen können dabei helfen:

- Fühlten Sie sich im letzten Monat häufig niedergeschlagen, traurig, bedrückt oder hoffnungslos?
- Hatten Sie im letzten Monat deutlich weniger Lust und Freude an Dingen, die Sie sonst gerne tun?

Wenn Sie beide Fragen mit Ja beantworten, haben Sie eventuell eine Depression und sollten sich dazu beraten lassen. Auch Schlafprobleme, extrem starker oder schwacher Appetit, Konzentrationsstörungen, Kopfschmerzen, dauernde Müdigkeit, Magen-Darm-Beschwerden, Wut und Gereiztheit können auf Depressionen hinweisen. Schildern Sie solche Beschwerden Ihrem Arzt.

Die Hilfe eines Psychologen zu suchen ist keine Schande

Ihr Arzt kann Sie auch an geeignete Psychotherapeuten oder Psychiater überweisen. Scheuen Sie sich nicht, solche Angebote anzunehmen – es ist keine Schande, psychologische Hilfe zu suchen. Viele Menschen nutzen sie, denn seelische Krisen erleben nicht nur Menschen mit Diabetes.

Und Depressionen, Ängste oder Panikattacken lassen sich wirksam behandeln. Häufig werden dafür Medikamente mit einer Psychotherapie kombiniert. Manche Psychotherapeuten sind spezialisiert auf die Arbeit mit chronisch Kranken oder sogar auf die Probleme von Menschen mit Diabetes. Informationen dazu finden Sie im Internet, über Selbsthilfeorganisationen oder über Ihre AOK (→ Seite 126 f.).

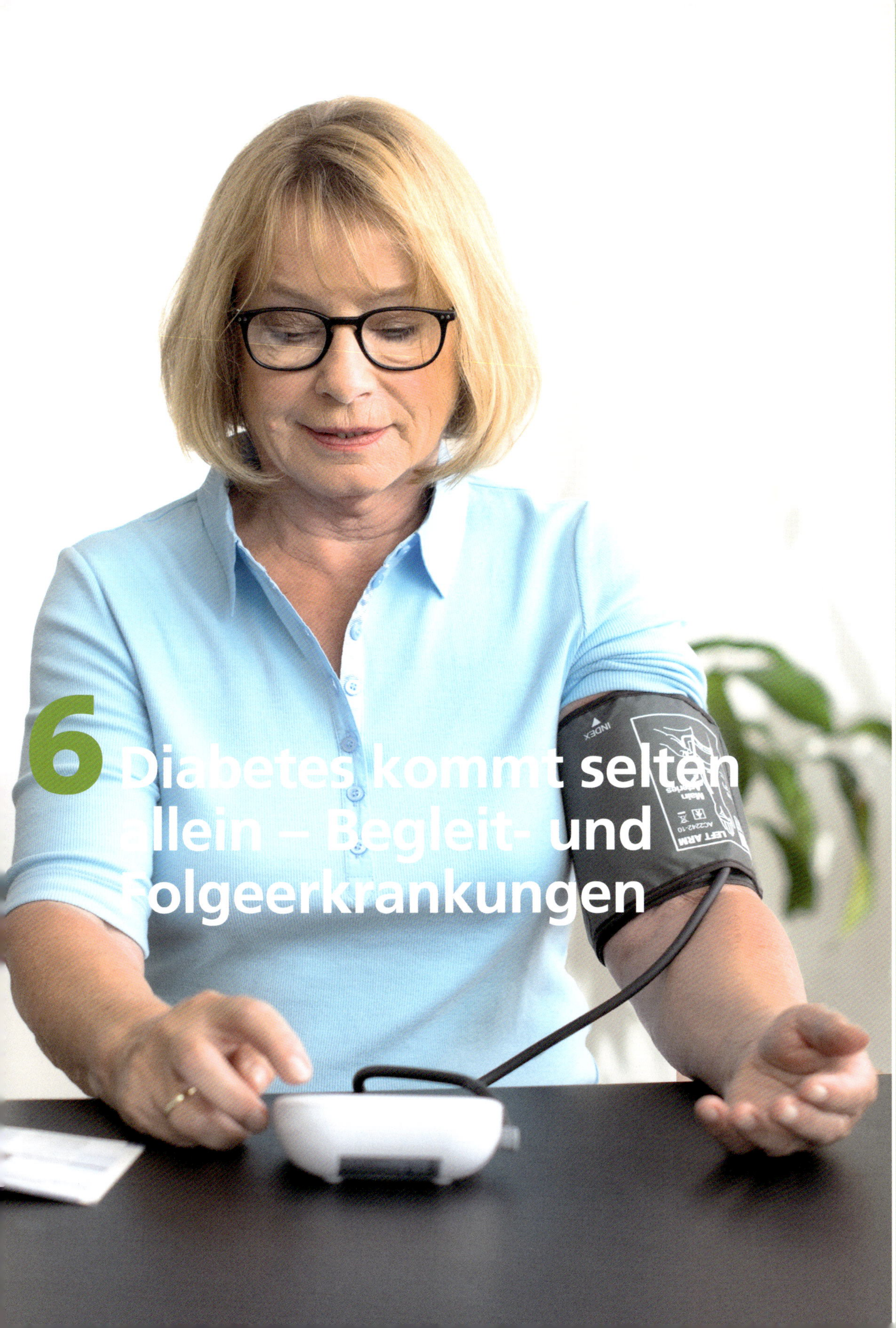

6 Diabetes kommt selten allein – Begleit- und Folgeerkrankungen

Diabetes kommt selten allein – Begleit- und Folgeerkrankungen

Diabetes kann schwerwiegende Spätfolgen haben, wenn er nicht konsequent behandelt wird. Das Risiko erhöht sich noch, wenn Erkrankungen wie Bluthochdruck hinzukommen. Das Behandlungsprogramm AOK-Curaplan sieht darum vor, dass Ihr Hausarzt Sie regelmäßig untersucht, um eine Verschlechterung Ihres Gesundheitszustandes sofort festzustellen. Außerdem werden Fachärzte in die Behandlung einbezogen. In diesem Kapital erfahren Sie aber nicht nur, was die Ärzte für Sie tun. Es geht auch darum, was Sie selbst dazu beitragen können, um diabetischen Folgeerkrankungen erfolgreich vorzubeugen.

Die Arteriosklerose

Die Arterienverkalkung ist eine der schwerwiegendsten Folgen erhöhter Zuckerwerte

Diabetes ist eine tückische Erkrankung. Denn er verursacht zwar keine Schmerzen, kann im Körper aber schwere Schäden anrichten und zu ernsten Folgeerkrankungen führen. Diese Spätfolgen zu verhindern oder zumindest möglichst lange hinauszuzögern, ist eines der wichtigsten Ziele der Behandlung. Die Gefahr geht dabei von den erhöhten Zuckerwerten aus. Eine der schwerwiegendsten Folgen ist die Arterienverkalkung, auch Arteriosklerose genannt. Dabei handelt es sich um einen langsam fortschreitenden Prozess, bei dem sich die Arterienwände verändern. Es beginnt mit einer Schädigung der Innenhaut dieser Blutgefäße. Durch hohe Cholesterin- und Fettwerte und die Einlagerung von sogenannten Schaumzellen kommt es zu Entzündungen, die nach und nach zu einer Verhärtung der Gefäßwände führen.

Die Phasen der Arteriosklerose

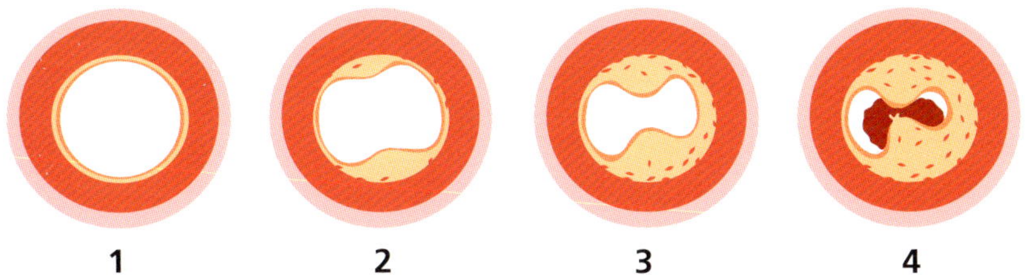

Die Innenwände eines gesunden Blutgefäßes (1) sind frei von Ablagerungen. Mit der Zeit entstehen kleine Verletzungen und Entzündungen, an denen sich Fette und Kalziumphosphat anlagern (2). Der Durchmesser der Arterie verringert sich (3), bis es zu einem Gefäßverschluss (4) kommt

Bluthochdruck und Rauchen verstärken diesen Prozess noch. Mit der Zeit verengen sich die Gefäße und der Blutfluss wird gestört. Jetzt besteht die Gefahr, dass sich Blutplättchen anlagern und Pfropfen (Thromben) bilden. Sie können zu Gefäßverschlüssen führen, sodass betroffene Organe und Körperregionen nicht mehr mit Nährstoffen und Sauerstoff versorgt werden.

Gefäßverschlüsse drohen

Bei chronischen Durchblutungsstörungen der Herzkranzgefäße spricht der Arzt von einer koronaren Herzkrankheit (KHK). Verschließt sich eine Herzkranzarterie, führt das zu einem Herzinfarkt. Ist eine Arterie betroffen, die das Gehirn mit Blut versorgt, ist ein Schlaganfall die Folge. Auch in den Beinen kann sich eine Arterie verschließen. In diesem Fall ist die Blutversorgung der Beinmuskulatur beeinträchtigt. Diese Erkrankung nennt der Arzt periphere arterielle Verschlusskrankheit (pAVK). Sie heißt auch Schaufensterkrankheit, weil Betroffene durch körperliche Belastung Schmerzen in den Beinen bekommen und beim Laufen öfter stehen bleiben müssen. Diese Krankheiten gehen auf Schädigungen der großen Blutgefäße zurück. Sie heißen deshalb auch makrovaskuläre Erkrankungen. Wenn die kleinen Blutgefäße geschädigt sind, spricht man von mikrovaskulären Erkrankungen. Von ihnen sind vor allem die Nieren und die Augen betroffen.

Wenn das Gehen schmerzt

Diabetische Folgeerkrankungen

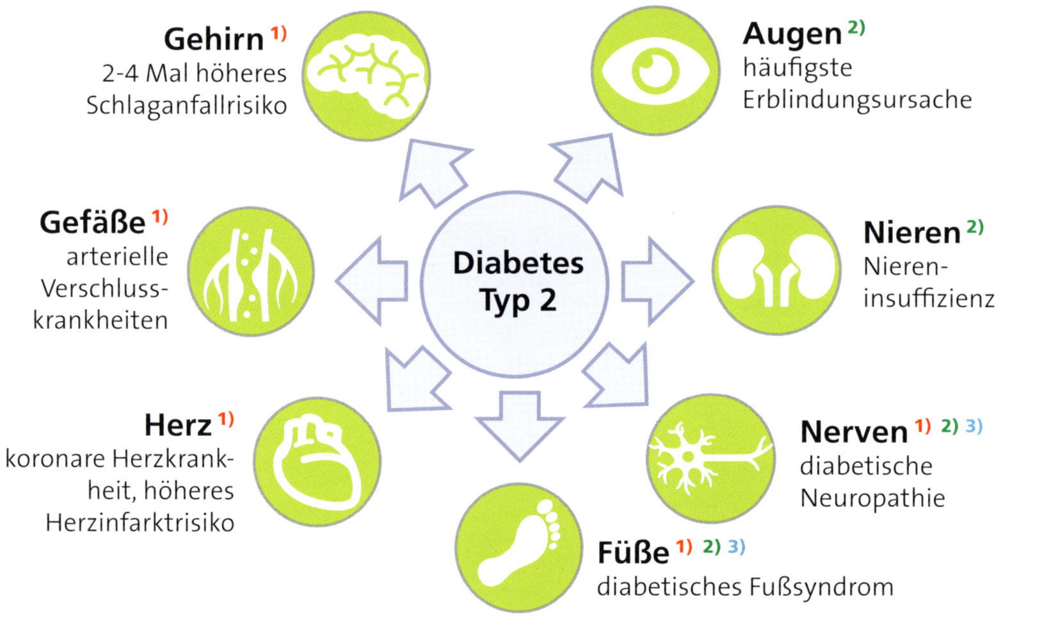

1) Erkrankungen der großen Blutgefäße (= makroangiopathische Erkrankungen)

2) Erkrankungen der kleinen Blutgefäße (= mikroangiopathische Erkrankungen)

3) Erkrankungen der Nerven (= neuropathische Erkrankungen)

Folgeerkrankungen lassen sich durch eine konsequente Behandlung des Diabetes vermeiden oder zumindest verzögern

Schließlich können auch die Nerven durch hohe Blutzuckerwerte Schaden nehmen (Neuropathie). Nervenstörungen können sich unter anderem auf das Herz-Kreislauf-System auswirken, auf Magen und Darm, auf die Füße und die Sexualfunktion.

Risikofaktor Bluthochdruck

Ein Muss: Die regelmäßige Blutdruckmessung

Menschen mit Diabetes haben ein deutlich höheres Risiko für Herz-Kreislauf-Erkrankungen als gesunde Menschen. Das Risiko steigt noch einmal deutlich, wenn Bluthochdruck (Hypertonie) zum Diabetes hinzukommt. Denn ein zu hoher Blutdruck schädigt die Blutgefäße zusätzlich. Ihr Arzt misst darum vierteljährlich, mindestens jedoch jedes halbe Jahr Ihren Blutdruck. Wenn das Messergebnis Hinweise auf eine Hypertonie ergibt, führt er mindestens zwei Blutdruckmessungen an zwei verschiedenen Tagen durch. Bluthochdruck liegt vor, wenn der obere Wert (der systolische) beide Male mindestens 140 mmHg und/oder der untere (der diastolische) Wert mindestens 90 mmHg beträgt. In diesem Fall wird Ihr Arzt alles unternehmen, um Ihren Blutdruck zu normalisieren. Es ist erwiesen, dass allein durch die Normalisierung des Blutdrucks die Zahl der Folgeerkrankungen sinkt und die Lebenserwartung steigt. Ziel der Behandlung ist es in der Regel, den Blutdruck auf einen Wert zwischen 130 und 139 mmHg und 80 und 89 mmHg zu senken (→ Seite 23 f.).

Die Behandlung des Bluthochdrucks

Eine wichtige Säule der Bluthochdruck-Therapie sind Medikamente. Einige haben sich aufgrund von großen Studien als besonders sicher und wirksam erwiesen. Das strukturierte Behandlungsprogramm empfiehlt, folgende Wirkstoffe einzeln oder in Kombination einzusetzen:

Einige Medikamente haben sich als besonders wirksam erwiesen

- **ACE-Hemmer** wie Captopril, Enalapril, und Ramipril entspannen die Muskeln der Gefäßwände. Die Blutgefäße weiten sich, der Blutdruck geht zurück.
- **Diuretika** senken den Blutdruck, indem sie die Ausscheidung von Wasser und von Salzen über die Nieren fördern. Sie heißen

Kurz erklärt: Zwei Formen von Bluthochdruck

In der Medizin wird zwischen zwei Formen von Bluthochdruck unterschieden. Bei der primären oder essenziellen Hypertonie ist keine eindeutige Ursache erkennbar. Man weiß zwar: Wenig Bewegung, der regelmäßige Konsum von Alkohol und Salz sowie Rauchen fördern, neben genetischen Faktoren, das Entstehen der Erkrankung. Eine konkrete Ursache ist aber nicht zu erkennen. Bei rund fünf Prozent der Patienten dagegen hat die Hypertonie einen ganz bestimmten Grund. In diesem Fall spricht man von sekundärer Hypertonie. Der Arzt behandelt dann auch die Grunderkrankung, um den Bluthochdruck zu senken.

Den Blutdruck richtig messen

Wenn Sie folgende Regeln beachten, können Sie sicher sein, genaue Werte zu erhalten:

- Immer zum gleichen Zeitpunkt messen. Nur dann sind die Werte vergleichbar. Am besten morgens gleich nach dem Aufstehen.
- Vor dem Messen keinen Kaffee oder Tee trinken!
- Immer am gleichen Arm messen!
- Immer im Sitzen messen! Weil auch leichte Anstrengungen den Blutdruck steigen lassen, vor dem Messen erst einige Minuten ruhig dasitzen.
- Die Manschette des Blutdruckmessgerätes muss luftleer und straff direkt auf der Haut angelegt werden.
- Achten Sie darauf, dass der Messfühler des Geräts auf der Innenseite des Arms beziehungsweise des Handgelenks liegt, dort, wo die Schlagader verläuft.
- Die Manschette muss immer auf der gleichen Höhe wie das Herz sein. Wenn Sie am Oberarm messen, legen Sie den Unterarm bequem auf den Tisch. Messen Sie am Handgelenk, legen Sie den Arm mit dem Gerät diagonal über die Brust. Die Hand liegt auf der Schulter.

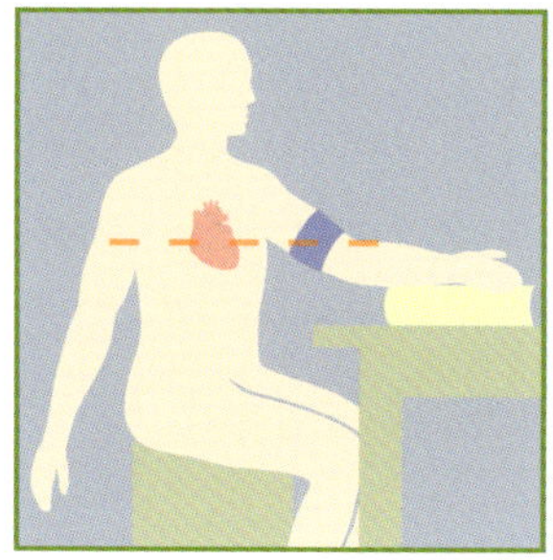

Oberarmmessung: Wenn nötig, legen Sie zum Beispiel ein Buch unter, damit die Manschette in Höhe des Herzens liegt

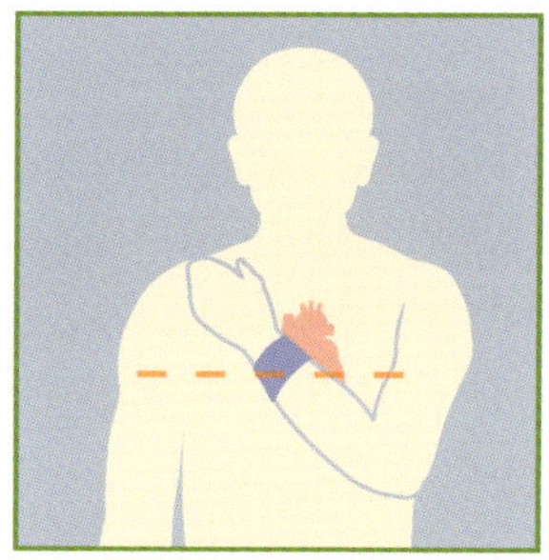

Und so halten Sie den Arm bei der Handgelenksmessung

darum auch Entwässerungsmittel. Chlorthalidon ist das Diuretikum der ersten Wahl.

- **Betablocker** verringern die Schlagfrequenz und die Schlagkraft des Herzens. Dadurch nimmt der Blutdruck ab. Häufig verwendete Betablocker sind Metoprolol, Atenolol und Bisoprolol.

Einen wesentlichen Beitrag zur Senkung des Blutdrucks können Sie selbst leisten, indem Sie sich viel bewegen und sich gesund ernähren. Ebenso wichtig ist, aufs Rauchen zu verzichten und nur wenig Alkohol zu trinken.

Zur Behandlung gehört auch, dass Sie Ihren Blutdruck regelmäßig kontrollieren und die Messergebnisse in ein Tagebuch eintragen. Mehr darüber erfahren Sie in einer speziellen Schulung für Patienten mit Diabetes und Hypertonie. Hier erhalten Sie auch viele hilfreiche Informationen zum Thema Ernährung. Das Behandlungsprogramm sieht vor, dass Ihr Arzt Ihnen eine solche Schulung vermittelt, wenn Sie noch keine besucht haben.

Weitere wichtige Medikamente

Auch erhöhte Blutfettwerte fördern die Arterienverkalkung und vergrößern das Risiko für eine Herz-Kreislauf-Erkrankung. Dagegen kommen Medikamente aus der Gruppe der Statine zum Einsatz. Sie werden auch Cholesterin- oder Lipidsenker genannt. Das strukturierte Behandlungsprogramm empfiehlt, sie allen Patienten mit Diabetes Typ 2 zu verordnen, die einen Herzinfarkt oder Schlaganfall hatten. Auch Patienten mit einer peripheren arteriellen Verschlusskrankheit (paVk) sollen sie erhalten. Außerdem soll der Arzt prüfen, ob Patienten, die ein stark erhöhtes Infarkt- oder Schlaganfallrisiko haben, einen Nutzen von der Einnahme von Statinen haben. Studien belegen die Wirksamkeit der Statine.

Ein weiteres häufig verordnetes Medikament zur Vorbeugung von Herz-Kreislauf-Erkrankungen sind die sogenannten Thrombozytenaggregationshemmer (TAH). Sie verhindern, dass die Blutplättchen (Thrombozyten) verklumpen und Blutgerinnsel bilden, die an einer Engstelle zum Gefäßverschluss führen können. Diese Medikamente werden auch Plättchenhemmer oder Blutverdünner genannt, auch wenn sie das Blut eigentlich gar nicht verdünnen. Der bekannteste Wirkstoff aus dieser Gruppe ist die Acetylsalicylsäure (ASS). Alle Patienten mit Diabetes und einer Erkrankung der großen Blutgefäße sollen deshalb ein Medikament aus dieser Gruppe erhalten, wenn sie es vertragen und keine Gründe gegen die Einnahme sprechen. Gleiches gilt für Patienten, die bereits einen Infarkt erlitten haben.

Viele Patienten erhalten sogenannte Blutverdünner

Die Niere

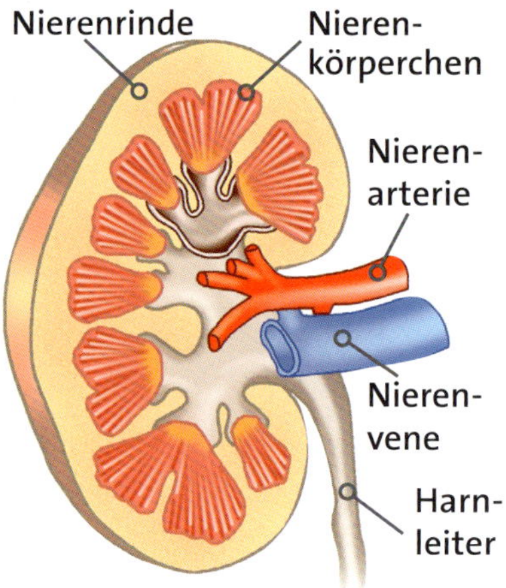

Wenn die kleinen Adern in den Nierenkörperchen verstopft sind, lässt die Filterwirkung der Nieren nach

Die Nieren schützen

Bei bis zu zehn Prozent aller Typ-2-Diabetiker entwickelt sich im Laufe der Zeit eine Nierenerkrankung (Nephropathie). Sie führt dazu, dass die Nieren nicht mehr mit voller Kraft arbeiten. Im schlimmsten Fall kommt es schließlich zum Nierenversagen. Dann ist die regelmäßige Dialyse, also eine künstliche Blutwäsche, oder eine Nierentransplantation erforderlich.

Defekter Filter

Die Nieren enthalten eine große Zahl von winzigen kugelförmigen Gebilden, die Nierenkörperchen. Im Inneren dieser sogenannten Glomerula befindet sich ein Knäuel aus ganz feinen Blutgefäßen. Sie filtern die Endprodukte des Stoffwechsels aus dem Blut heraus und führen sie mit dem Harn ab. Wenn das Blut über längere Zeit zu viel Zucker enthält, können diese Blutgefäße Schaden nehmen. Es kommt zu arteriosklerotischen Veränderungen in den winzigen Äderchen. Die Nierenkörperchen arbeiten nicht mehr, die Filterwirkung der Nieren lässt nach. Ein zu hoher Blutdruck richtet zusätzlich Schäden in den Nierenkörperchen an. Menschen mit Diabetes bemerken selbst lange Zeit nichts davon, dass die Nieren nicht mehr richtig arbeiten. Die Symptome zeigen sich erst, wenn die Nierenschwäche schon eingetreten

Die Symptome einer Nierenschwäche zeigen sich oft erst spät

AOK-Curaplan: Der Nierencheck

Das Behandlungsprogramm AOK-Curaplan sieht vor, dass der Arzt bei Ihnen mindestens einmal jährlich die Filterwirkung der Nieren ermittelt. Dazu misst er den Kreatininwert im Blut und berechnet daraus die glomeruläre Filtrationsrate (eGFR). Dieser Wert zeigt an, wie viel Blut die Nieren in einer bestimmten Zeit von Schadstoffen befreien. Der Arzt trägt die eGFR in die Dokumentation ein, die er bei jedem Ihrer regelmäßigen Termine ausfüllt.

ist: Die körperliche Leistungsfähigkeit lässt nach. Man ist häufig müde und in den Beinen lagert sich Flüssigkeit ein. Das Nachlassen der Nierentätigkeit lässt sich jedoch schon sehr früh auf andere Weise feststellen. Normalerweise scheidet der Körper mit dem Urin kein Eiweiß aus. Wenn sich Eiweiß im Urin findet, kann das auf eine Nierenfunktionsstörung hinweisen. Dieser Test wird je nach individuellem Risikoprofil gegebenenfalls regelmäßig, zum Beispiel einmal jährlich, in der Praxis durchgeführt. Der Arzt kann eine Schädigung der Nieren auch dadurch feststellen, dass er die Menge eines bestimmten Stoffs, des Kreatinins, im Blut feststellt. Kreatinin entsteht, wenn Ihre Muskeln arbeiten, und wird normalerweise mit dem Urin ausgeschieden.

Blutzucker und Blutdruck senken

Wenn Ihr Arzt Hinweise auf eine beginnende Nierenschädigung findet, wird er mit Ihnen mögliche Gegenmaßnahmen besprechen. Dazu gehört, den Blutzucker auf einen Wert möglichst nahe am Normbereich und den Blutdruck auf unter 140/90 mmHg zu senken. Wichtig ist außerdem, dass Raucher den Zigarettenkonsum einstellen. Patienten, bei denen die Nierenfunktion bereits eingeschränkt ist, bekommen schneller eine Unterzuckerung. In diesem Fall nimmt der Arzt unter Umständen auch einen höheren Blutzuckerwert in Kauf. Gleiches gilt, wenn bereits Schäden an den großen Blutgefäßen vorliegen. Wenn Ihre Nieren nicht mehr richtig arbeiten, soll Ihr Arzt Sie an einen Nierenfacharzt, einen Nephrologen, zur Mitbehandlung überweisen.

Eine der wichtigsten Maßnahmen ist ein Rauchstopp

Die Augen gesund erhalten

Die Netzhaut des Auges, die Retina, ist von vielen winzigen Äderchen durchzogen, die Sauerstoff und Nährstoffe zu den Sehzellen bringen. Dauerhaft erhöhte Blutzuckerwerte können zur Schädigung dieser kleinen Gefäße führen. Außerdem werden die Äderchen brüchig, es tritt Blut in die Netzhaut aus. Um die mangelnde Durchblutung auszugleichen, bilden sich schließlich neue, schwächere Ersatzblutgefäße, die leicht einreißen und ebenfalls zu Ein-

Das Auge

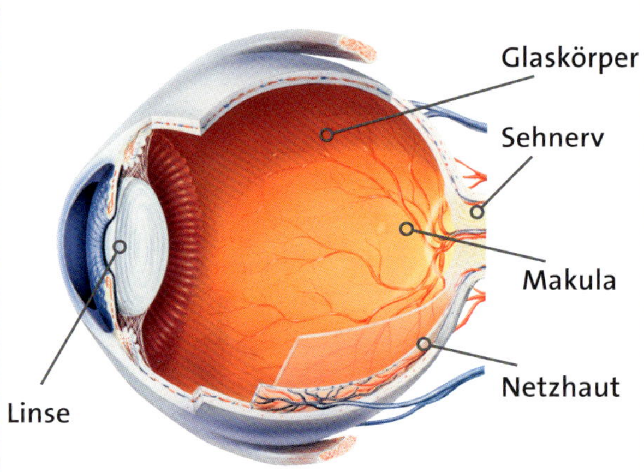

Der Zucker greift die Netzhaut an. Besonders gefährlich wird es, wenn die Makula betroffen ist

blutungen führen können. Auch solche Wucherungen können die Sehkraft beeinträchtigen. Diese durch den Diabetes verursachten Schäden an der Netzhaut werden als diabetische Retinopathie bezeichnet. Wenn der Bereich der Netzhaut betroffen ist, mit dem wir am schärfsten sehen (die Makula), spricht der Arzt von Makulopathie. Diese Schäden können die Sehkraft stark einschränken und sogar zur Erblindung führen. Bluthochdruck ist auch in diesem Fall ein zusätzlicher Risikofaktor.

Wirksame Behandlung ist möglich

Je früher die Diagnose erfolgt, umso besser

Bei den Kontrolluntersuchungen untersucht der Augenarzt den Augenhintergrund. Meist erweitert er dazu die Pupillen, indem er spezielle Tropfen in die Augen träufelt. Eine Erkrankung der Augen kann in der Regel gut behandelt werden. Die Chance ist umso größer, je früher Veränderungen der Retina erkannt werden. Der Augenarzt „verschweißt" die beschädigten Äderchen dann mit einem feinen Laserstrahl. Dieses Verfahren wird Laserkoagulation genannt, es kann das Fortschreiten der Retinopathie stoppen und sogar zu einer Besserung der Sehkraft führen. Bei schweren diabetischen Augenerkrankungen ist dagegen oft eine Operation an der Netzhaut oder am Glaskörper notwendig, um das Augenlicht zu retten.

Curaplan

AOK-Curaplan: Die Augenuntersuchung

Wenn Ihr Arzt bei Ihnen erstmals Diabetes festgestellt hat, überweist er Sie sofort an einen Augenarzt. Danach soll eine augenärztliche Untersuchung alle ein oder zwei Jahre stattfinden, abhängig von dem Risiko des Patienten. Wenn die Augen bereits geschädigt sind, erfolgt die Untersuchung nach Bedarf, wenn nötig, auch mehrmals im Jahr.

Wenn Zucker auf die Nerven geht

Der Zucker greift aber nicht nur die feinen Äderchen an, sondern auch die Nerven. Wenn die Nerven nicht mehr richtig funktionieren, führt das zum Beispiel dazu, dass man trotz einer Wunde keine Schmerzen spürt. Oder die Nerven zeigen Berührungen oder Temperaturen nicht mehr richtig an. Das autonome Nervensystem ist zuständig für die Körperprozesse, die unabhängig von unserem Willen, also autonom, ablaufen. Es steuert die Abläufe der Körperorgane, Drüsen und Blutgefäße und reguliert unter anderem Herzschlag, Blutdruck und Verdauung. Ist die Funktion dieser Nerven gestört, spricht man von einer autonomen Neuropathie. Anfangs sind die Symptome meist schwach ausgeprägt oder nicht eindeutig. Daher muss man erste Anzeichen ernst nehmen und sofort mit dem Arzt sprechen.

Bei ersten Anzeichen sofort mit dem Arzt sprechen

Verschiedenartige Beschwerden

Ein typischer Befund bei einer diabetischen Neuropathie ist ein „Ameisenkribbeln". Es fängt oft an den Füßen an und breitet sich „sockenförmig" aus. Die Störungen der Nervenbahnen führen dann manchmal zu einem unsicheren Gang. Die Menschen laufen breitbeiniger und „schaukeln" etwas dabei. Auch in den Fingerspitzen können sich solche Empfindungsstörungen „handschuhförmig" ausbreiten. Sind dagegen Nerven betroffen, die die Magenentleerung steuern, können Schluckstörungen und Völlegefühl die Folge sein. Auch eine Blasenfunktionsstörung (Zystopathie) ist möglich. Sie kann verschiedene Beschwerden, darunter eine Inkontinenz, nach sich ziehen. Auch beim Sex treten eventuell Probleme auf. Sprechen Sie dann rechtzeitig mit Ihrem Arzt. Beispielsweise auch dann, wenn Ihr Harndrangempfinden abgenommen hat und Sie seltener zur Toilette müssen. Dahinter könnte eine beginnende „Überlaufblase" stecken. Ihr Arzt kann Ihnen unterstützende Therapien anbieten. Aufgrund einer autonomen Neuropathie kann außerdem die Schweißbildung durcheinandergeraten. Unter Umständen schwitzen Sie dann im Fall einer Unterzuckerung nicht mehr, sodass ein wichtiges Alarmsignal für eine Hypoglykämie fehlt.

Aufgabe für den Experten

Die erste Maßnahme zur Behandlung einer Neuropathie ist die Verbesserung der Blutzuckereinstellung. Auch Medikamente kommen zum Einsatz, beispielsweise bei Neuropathien, die mit Schmerzen einhergehen. Oft ist dabei der Facharzt gefragt. Das Behandlungsprogramm sieht darum vor, Patienten bei Verdacht auf neuropathische Beschwerden an einen Diabetologen oder Endokrinologen zu überweisen. Denn bei Schäden des autonomen Nervensystems ist es manchmal schwer, die richtige Diagnose zu stellen und das wirksamste Medikament zu finden.

Sicher stehen, sicher gehen

Komplikationen lassen sich in vielen Fällen vermeiden

In Deutschland werden jährlich rund 40.000 Fußamputationen bei Diabetikern durchgeführt. Experten sind sich einig: Rund 80 Prozent davon ließen sich mit einfachen Maßnahmen vermeiden. Ursache der Amputationen ist der „diabetische Fuß" oder – wie der Arzt sagt – das diabetische Fußsyndrom. Bei dieser Erkrankung kommen Durchblutungs-, Empfindungs- sowie Störungen der Wundheilung zusammen. Sie alle sind Folgen des zu hohen Blutzuckers.

Gefährdete Bereiche

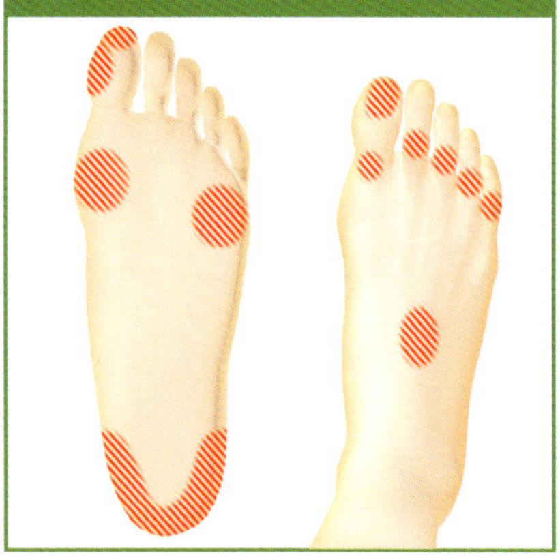

Die markierten Bereiche des Fußes sind besonders gefährdet: Hier können besonders leicht Druckstellen entstehen, aus denen sich mit der Zeit Wunden entwickeln können

Meist beginnt es mit einer ganz kleinen Verletzung. Durch die Schädigung der Nerven produziert die Haut weniger Schweiß. Die Haut wird trockener. Es entstehen kleine Risse. Durch sie gelangen Bakterien in den Körper, die Entzündungen hervorrufen können. Gleichzeitig ist als Folge der Nervenschäden das Schmerzempfinden eingeschränkt, sodass Wunden länger unbemerkt bleiben. Hinzu kommt, dass aufgrund der mangelnden Durchblutung des Gewebes bei Diabetikern die Wundheilung häufig gestört ist. So können am Fuß oder am Unterschenkel tiefe Wunden entstehen, die schlecht abheilen. Das ist mit dem Begriff „offenes Bein" gemeint, den Sie vielleicht schon einmal gehört haben.

Die tägliche Fußkontrolle

Nehmen Sie sich jeden Tag Zeit für Ihre Füße. Wenn der Arzt bei Ihnen bereits eine Nervenschädigung festgestellt hat, sollten Sie Ihre Füße morgens und abends sorgfältig anschauen.

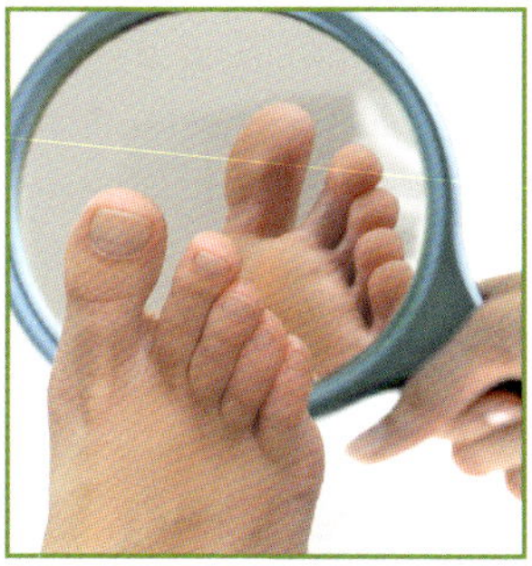

1. Lassen Sie sich von Ihrem Arzt oder der Diabetesberaterin genau zeigen, worauf Sie achten müssen.
2. Kontrollieren Sie Ihre Füße immer zur gleichen Tageszeit, damit die Fußkontrolle zu einer festen Angewohnheit wird.
3. Wenn Sie selbst nicht mehr gut sehen können oder nicht mehr beweglich genug sind, bitten Sie Ihren Partner oder eine andere vertraute Person um Hilfe.

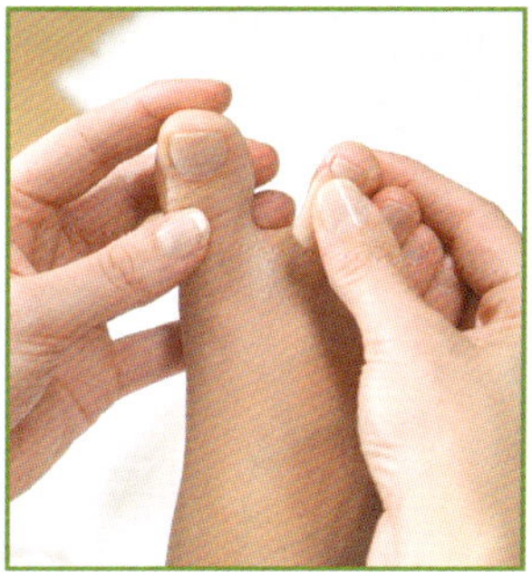

4. Ein Handspiegel mit Griff hilft, alle Seiten des Fußes gründlich zu untersuchen. Sorgen Sie für ausreichende Beleuchtung!
5. Schauen Sie sich Ihre Füße sorgfältig an. Achten Sie auf jede noch so kleine Veränderung!
   - Ist der Fuß geschwollen?
   - Ist die Haut irgendwo rötlich verfärbt?
   - Fühlt sich der Fuß sehr warm an?
   - Sind Blasen oder Druckstellen zu sehen?
   - Findet sich an der Socke Blut? Ist irgendwo eine kleine Verletzung zu erkennen?
   - Schwielen und Hühneraugen behandelt der medizinische Fußpfleger, der Podologe. Bei Warzen sollten Sie Ihren Arzt zurate ziehen.
   - Sind zwischen den Zehen weißliche Beläge, Hautschuppen oder Risse? Oft ist eine Pilzerkrankung der Grund.
   - Sind Zehennägel eingewachsen, verfärbt oder verdickt?

   Wenn Sie bei der Fußkontrolle Auffälligkeiten bemerken, wenden Sie sich an Ihren Arzt. Er behandelt auch kleine Verletzungen oder eine Pilzerkrankung.
6. Haben Sie eine Wunde am Fuß, sollten Sie diesen entlasten und umgehend Ihren Arzt aufsuchen. Lassen Sie sich, wenn möglich, mit dem Auto zur Praxis fahren.

Die Pflege der Füße

Die Füße von Diabetikern brauchen eine besonders sanfte und sorgfältige Pflege. Sie dient Ihrer Gesundheit.

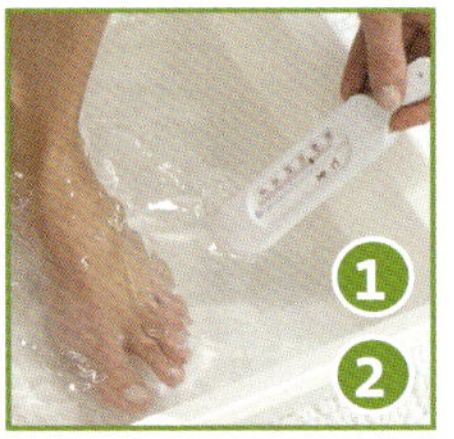

1. Wenn Sie keine Wunde am Fuß haben, waschen Sie Ihre Füße täglich mit lauwarmem Wasser (Temperatur: 35 bis 37 Grad). Prüfen Sie die Wassertemperatur vorab mit einem Badethermometer! Baden Sie die Füße höchstens fünf Minuten, bei empfindlicher Haut noch kürzer.
2. Waschen Sie die Füße sorgfältig mit einer milden, rückfettenden, pH-neutralen Seife und einem weichen Waschlappen (keine Bürste!).

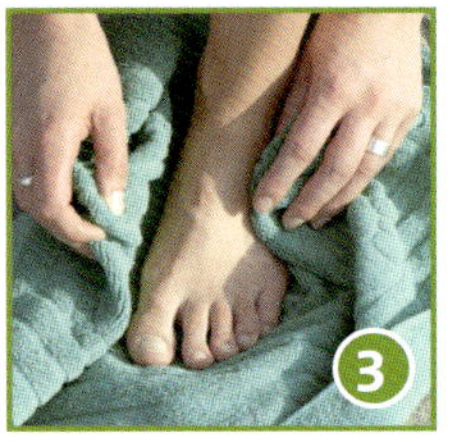

3. Trocknen Sie die Füße mit einem weichen Handtuch sorgfältig ab und tupfen Sie mit einem Papiertaschentuch die empfindlichen Zehenzwischenräume trocken.

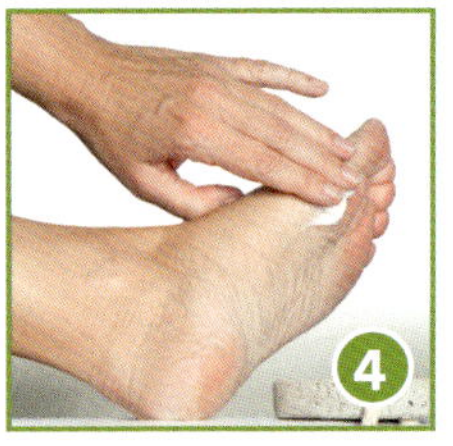

4. Sehr trockene Haut sollten Sie regelmäßig mit einer Feuchtigkeitscreme ohne Parfüm oder Konservierungsstoffe eincremen. Gut sind Pflegeprodukte mit maximal 5 Prozent Urea (Harnstoff). Babyöl, Fettcremes (Melkfett) und Zinksalben sind tabu. Sparen Sie beim Eincremen die Zehenzwischenräume aus.

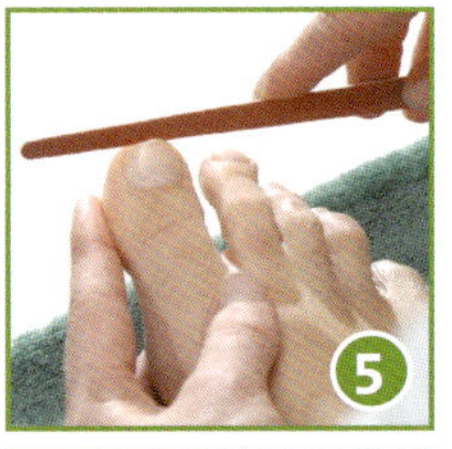

5. Kürzen Sie die Fußnägel vorsichtig mit einer Nagelfeile ohne Spitze, nicht mit der Schere oder einem Nagelknipser. Feilen Sie die Nägel gerade und runden Sie die Kanten sorgfältig ab.

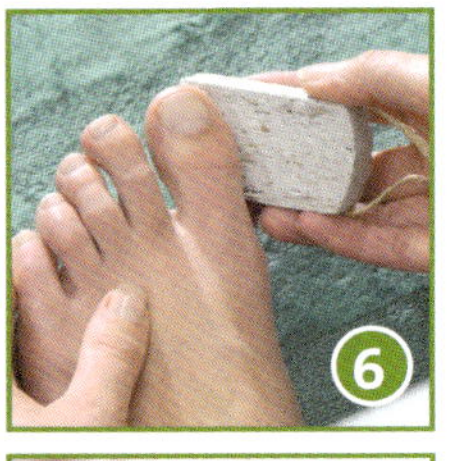

6. Rubbeln Sie Hornhautverdickungen vorsichtig mit einem Bimsstein ab (keinen Hornhauthobel verwenden!).

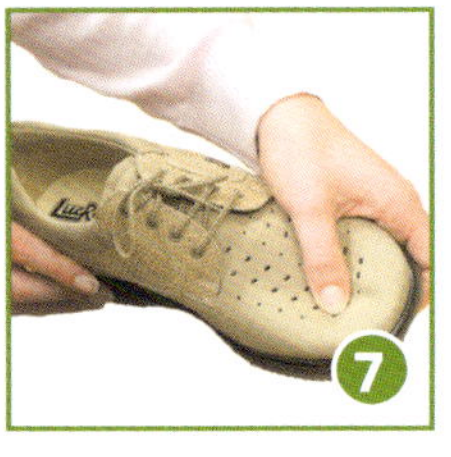

7. Achten Sie auf gut passendes Schuhwerk aus weichem Leder mit gepolstertem Einschlupf und ohne störende Innennähte. Vergewissern Sie sich vor dem Hineinschlüpfen, dass keine Fremdkörper im Schuh sind und die Innensohle faltenfrei ist.
   Tipp: Lassen Sie beim Schuhkauf die Füße im Schuhgeschäft ausmessen – am besten am Nachmittag und im Stehen.

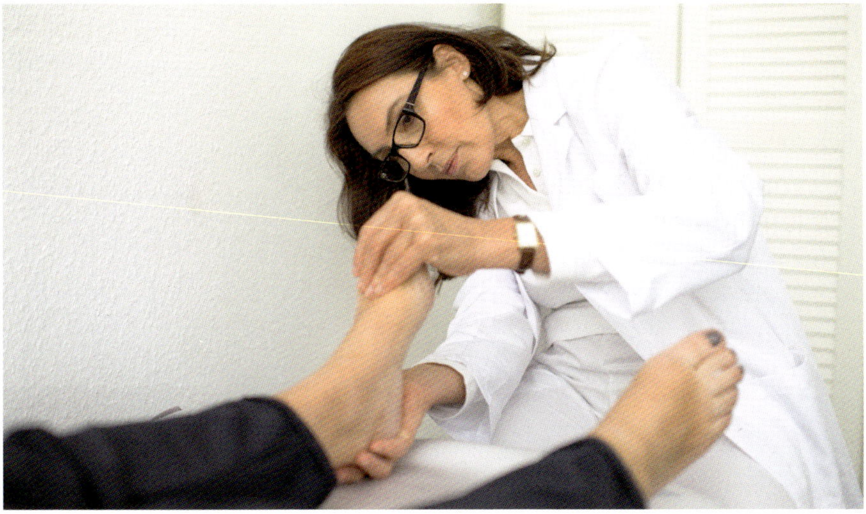

Die Ärztin oder der Arzt schaut die Füße sorgfältig an, damit ihr keine Verletzung oder Hautveränderung entgeht

Die Füße kontrollieren und pflegen

Dass es nicht zu solch schwerwiegenden Wunden kommt, haben Sie zu einem großen Teil selbst in der Hand. Basis einer erfolgreichen Vorsorge ist die Fußkontrolle: Schauen Sie Ihre Füße nach Möglichkeit täglich genau an. Wenn Sie nicht mehr so beweglich sind, um alle Seiten des Fußes selbst zu inspizieren, bitten Sie einen Angehörigen um Hilfe. Oder Sie benutzen einen Handspiegel. Ebenso wichtig ist die regelmäßige Pflege der Füße. Dazu gehört, die Füße täglich zu waschen, die Fußnägel sorgfältig zu kürzen und Hornhaut vorsichtig zu entfernen. Wenn Sie dann noch die richtigen Strümpfe und Schuhe tragen, haben Sie von Ihrer Seite aus alles getan, um sich zu schützen.

Die tägliche Fußkontrolle und -pflege gibt Sicherheit

Die regelmäßige Untersuchung durch den Arzt

Um eine Schädigungen der Nerven oder eine mangelnde Durchblutung rechtzeitig festzustellen, kontrolliert auch der Arzt in mehreren Schritten regelmäßig Ihre Füße. Er

- schaut Ihre Füße von allen Seiten genau an und sucht nach Druckstellen, Verletzungen und anderen Hautveränderungen
- tastet auf dem Fußrücken und am Knöchel den Puls

- testet mit einem Nylonfaden die Empfindlichkeit der Haut und prüft mit einer speziellen Stimmgabel, ob die Nerven noch einwandfrei funktionieren.

Auch das Temperaturempfinden Ihrer Füße kann der Arzt testen. Und zwar mit Reagenzgläsern, die mit kaltem und warmem Wasser gefüllt sind. Ihr Arzt überprüft zudem, ob Sie geeignetes Schuhwerk tragen. Sind Ihre Füße durch den Diabetes geschädigt, überweist er Sie an eine diabetologische Schwerpunktpraxis mit Fußambulanz oder ins Krankenhaus. In bestimmten, medizinisch begründeten Fällen übernimmt die AOK auch die Kosten für Behandlungen durch einen einen speziell fortgebildeten medizinischen Fußpfleger (Podologen). Das gilt, wenn bei Ihnen Gefühls- oder Durchblutungsstörungen im Fuß vorliegen und eine verletzungsfreie und wirksame Hornhautabtragung oder Nagelpflege von Ihnen nicht selbst sichergestellt werden kann. In solchen Fällen kann der Arzt eine podologische Behandlung verordnen.

Das Netzwerk der Behandlung

Das strukturierte Behandlungsprogramm empfiehlt eine ganze Reihe von Untersuchungen und gibt auch die Abstände vor, in denen sie erfolgen sollen. Ihr Hausarzt untersucht Sie regelmäßig alle drei oder sechs Monate, um gesundheitliche Veränderungen möglichst früh zu erkennen. Teilweise führen auch Spezialisten Untersuchungen durch. Das Behandlungsprogramm legt auch fest, aus welchen besonderen Anlässen eine Überweisung an einen Spezialisten oder eine Einweisung in ein Krankenhaus notwendig ist. Der Hausarzt überweist Sie bei solchen Komplikationen zum Beispiel an einen Diabetologen, an den Nierenfacharzt oder den Augenarzt. Und wenn sich die Erkrankung auf die Psyche auswirkt, kann der Psychologe helfen. In manchen Situationen ist auch eine Klinikeinweisung erforderlich. Mit einer offenen, infizierten Wunde am Fuß sind Sie in einer spezialisierten Klinik am besten aufgehoben. Auch gefährliche Stoffwechselentgleisungen können ein Grund für eine Klinikeinweisung sein. Zu guter Letzt gehören auch die Anbieter von Rehabilitationsmaßnahmen – kurz Reha – zu dem Netzwerk der Versorgung.

Die Anlässe für Überweisungen sind eindeutig festgelegt

Die Untersuchungen durch Ihren Arzt

Was untersucht bzw. ermittelt wird	Häufigkeit
Blutdruck	Vierteljährlich, mindestens halbjährlich
Nieren: zur Früherkennung von Funktionsstörungen der Nieren werden ermittelt: • Berechnung der geschätzten glomerulären Filtrationsrate (eGFR) anhand des Serum-Kreatinin-Wertes	Mindestens 1 x jährlich
• Die Urin-Albumin-Ausscheidung	Abhängig von den persönlichen Risikofaktoren, z. B. Dauer des Diabetes, Alter, weitere Begleiterkrankungen
HbA1c (Blutzuckerlangzeitwert)	Vierteljährlich, mindestens halbjährlich
Füße: Inspektion einschl. klinischer Prüfung auf Neuropathie, Prüfung des Pulsstatus und Kontrolle des Schuhwerks	Mindestens 1 x jährlich
Untersuchung der Füße bei erhöhtem Risiko einschl. Kontrolle des Schuhwerks	Mindestens viertel- oder mindestens halbjährlich je nach Befund
Prüfung, ob eine **psychische Begleiterkrankung** vorliegt (z. B. Depression) und ob eine Behandlung bei einem Spezialisten erforderlich ist	Keine Vorgaben – möglichst bei jedem Arztbesuch
Augenärztliche Untersuchung einschließlich Netzhautuntersuchung: zur Früherkennung von Netzhauterkrankungen (diabetische Retinopathie)	Beim Augenarzt: ein- bzw. zweijährlich, bei erhöhtem Risiko auch häufiger
Spritzstellen (bei insulinpflichtigen Diabetikern)	Vierteljährlich, mindestens halbjährlich
Erstellung eines **Medikationsplans** bei Einnahme von mindestens 5 Medikamenten	Mindestens 1x jährlich

Der wichtigste Ansprechpartner ist der Hausarzt

Die Fäden der Behandlung aber laufen bei Ihrem Hausarzt zusammen. Er ist der Lotse, der Sie durch die Behandlung führt, er hat immer den Überblick. Nehmen Sie darum die regelmäßigen Termine bei ihm zu Ihrem eigenen Schutz unbedingt wahr. Diese Arztbesuche sind so wichtig, dass ein Patient, der zwei dieser Termine nicht wahrnimmt, automatisch aus dem Behandlungsprogramm ausscheidet.

Der regelmäßigen Arztbesuch gibt Sicherheit

Überweisungen an den Facharzt, Einweisungen ins Krankenhaus

<table>
<tr><th>Wann überwiesen wird bzw. eine Überweisung erwogen werden soll</th><th>An wen überwiesen wird</th></tr>
<tr><td>Bei Diagnosestellung zum Ausschluss einer diabetischen Augenkomplikation (Untersuchung des Augenhintergrundes bei weit getropfter Pupille)</td><td>Augenarzt</td></tr>
<tr><td>Wenn die Nieren nicht mehr richtig arbeiten oder wenn die Störung der Nierenfunktion schnell fortschreitet</td><td>Nierenfacharzt (Nephrologe)</td></tr>
<tr><td>Wenn ein erhöhter Blutdruck nicht innerhalb von 6 Monaten auf normale Werte (oberer Wert zwischen 139 und 130 mmHg, unterer Wert zwischen 89 und 80 mmHg) gesenkt werden kann</td><td>Diabetologe, Internist, Facharzt für Stoffwechselstörungen (Endokrinologe), Nephrologe</td></tr>
<tr><td>Wenn Schädigungen an den Augen, den Nieren oder den Nerven neu auftreten</td><td>Diabetologisch besonders qualifizierter Arzt (z. B. Diabetologe oder Endokrinologe)</td></tr>
<tr><td>Wenn der zwischen Ihnen und Ihrem Arzt vereinbarte HbA1c-Zielwert
• nicht innerhalb eines Zeitraums von höchstens 6 Monaten erreicht wird
• nach spätestens 12 Monaten ambulanter Behandlung nicht erreicht wird</td><td>Diabetologisch qualifizierter Arzt

Diabetologisch qualifiziertes Krankenhaus</td></tr>
<tr><td>Wenn ein diabetisches Fußsyndrom vorliegt sowie zur ständigen Kontrolle nach einer früheren Behandlung in einer spezialisierten Fußeinrichtung</td><td>Arzt, der auf die Behandlung eines diabetischen Fußes spezialisiert ist</td></tr>
<tr><td>Wenn eine Schwangerschaft besteht oder geplant ist</td><td>In eine für die Behandlung von Schwangeren mit Diabetes qualifizierte Einrichtung</td></tr>
<tr><td>Wenn ein Notfall vorliegt</td><td>In jedes Krankenhaus</td></tr>
<tr><td>Bei bedrohlichen Stoffwechselstörungen</td><td rowspan="2">Möglichst diabetologisch qualifiziertes Krankenhaus</td></tr>
<tr><td>Ggf. zur Mitbehandlung von Begleit- und Folgeerkrankungen des Diabetes Typ 2</td></tr>
<tr><td>Bei infiziertem diabetischen Fußgeschwür sowie bei akuter Fußkomplikation</td><td rowspan="2">In ein für die Behandlung des diabetischen Fußgeschwürs qualifiziertes Krankenhaus</td></tr>
<tr><td>Bei diabetischen Fußwunden, die trotz spezialisierter, ambulanter Therapie und Entlastung nicht ausheilen oder sich verschlechtern, und bei Wunden, die Eingriffe wie z. B. Gefäß- und Knochen-OPs notwendig machen</td></tr>
</table>

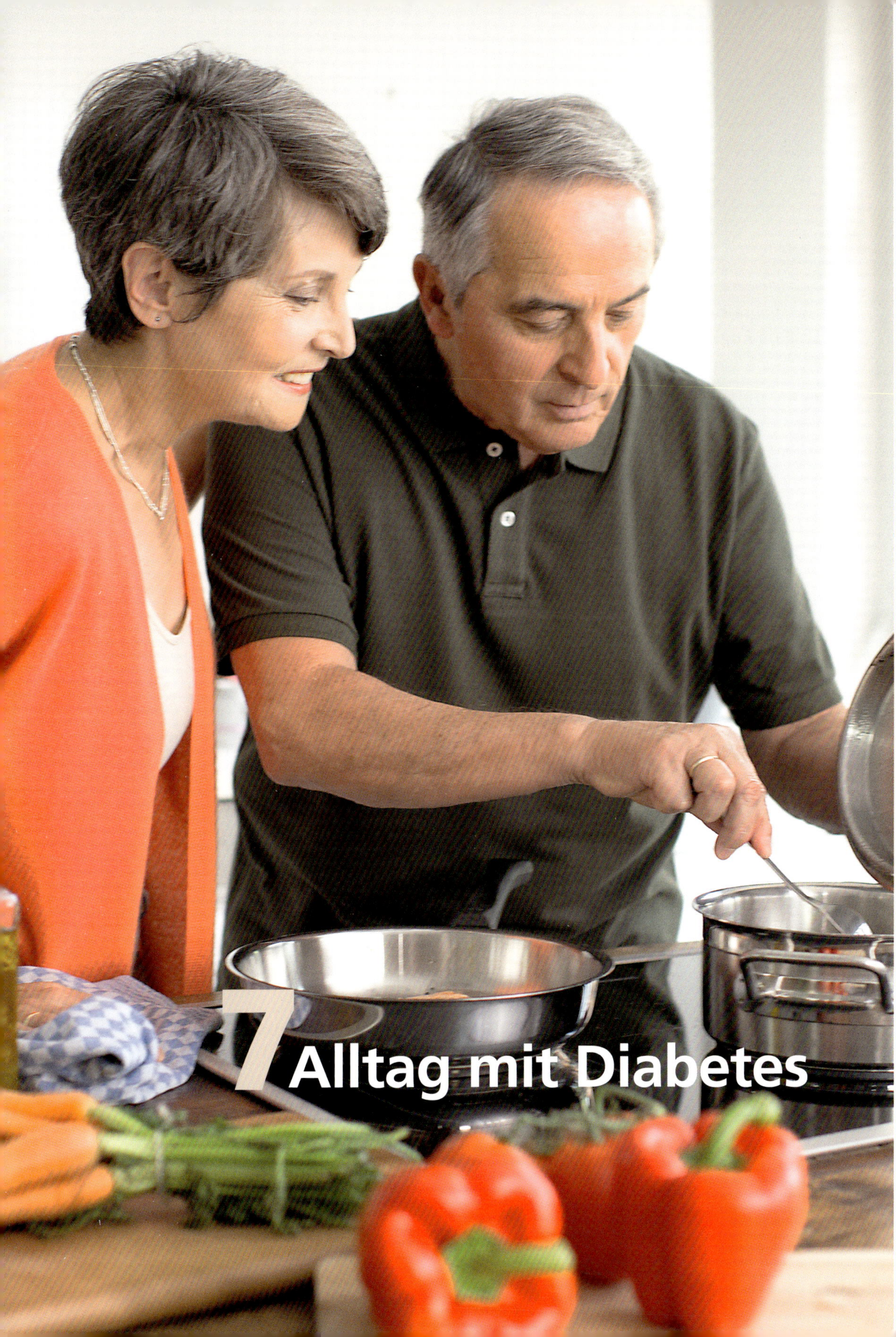

7 Alltag mit Diabetes

Alltag mit Diabetes

Wenn man Diabetes hat, geht es nicht allein um die Behandlung und eine gesunde Lebensweise. Die Erkrankung wirft viele andere Fragen auf. Soll man beispielsweise mit Freunden oder Kollegen über die Erkrankung sprechen? Geht die das überhaupt was an? Was kann man von Angehörigen erwarten – und was nicht? Manche haben die Befürchtung, dass jetzt nichts mehr geht, dass Feste oder Reisen tabu sind. Und dann sind da noch Rechtsfragen: Muss ich den Arbeitgeber über meine Erkrankung informieren? Darf ich noch uneingeschränkt Auto fahren? Und was bringt der Schwerbehindertenausweis? Antworten auf diese und andere Fragen finden Sie in diesem Kapitel. Und Sie erfahren, warum es so wichtig ist, dass Sie es sich zusammen mit Ihren Angehörigen so gut gehen lassen, wie es eben möglich ist.

Sie sind nicht allein

Manche Menschen sprechen nicht einmal mit ihren Nächsten über die Krankheit

Natürlich betrifft Ihr Diabetes Sie selbst am stärksten. Aber er spielt auch eine Rolle in der Partnerschaft und der Familie, im Umgang mit Freunden und eventuell im Kollegenkreis. Dabei stellt sich vielen die Frage, wem man überhaupt von seinem Diabetes erzählt. Natürlich ist es Ihre Entscheidung, mit wem Sie über Ihre Erkrankung sprechen. Nicht jedem ist es zum Beispiel angenehm, wenn Kollegen oder Bekannte davon wissen. Ja, es gibt sogar Menschen, die nicht einmal ihren Partner oder ihre Partnerin informieren.

Grund ist oft Scham, weil man glaubt, selbst an der Krankheit schuld zu sein. Außerdem die Angst, dass andere einem chronisch Kranken nichts zutrauen oder dass berufliche Nachteile drohen.

Und man trifft ja auch auf Menschen, die falsche Vorstellungen von den Ursachen und Folgen einer Diabeteserkrankung haben und die sich deshalb nicht richtig verhalten. Tatsächlich sind solche Probleme nicht immer auszuschließen. Doch sie entstehen aus Unsicherheit und Unwissen – und dagegen helfen meist Offenheit und sachliche Informationen am besten. Diabetes ist kein Makel, Millionen Menschen sind davon betroffen. Eigentlich ist es unnötig, daraus ein Geheimnis zu machen.

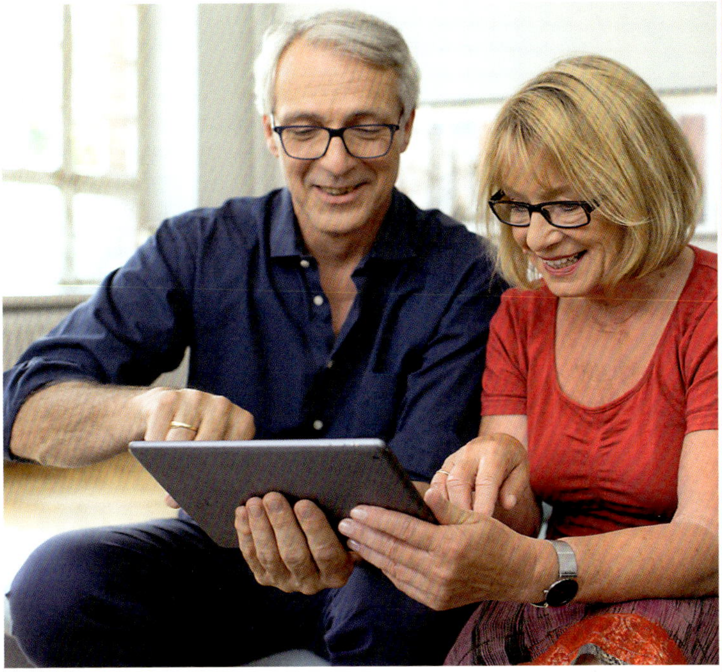

Der Alltag mit Diabetes ist leichter zu bewältigen, wenn der Partner über die Erkrankung Bescheid weiß

Auch eine Frage der Sicherheit

Nicht zuletzt ist es aus praktischen Gründen sinnvoll, dass einige Vertraute im privaten und beruflichen Umfeld genauer informiert sind – vor allem, wenn bei Ihnen ab und zu akute Über- oder Unterzuckerungen vorkommen. Denn in diesen Situationen brauchen Sie eventuell fremden Beistand (→ Seite 72, 80). Auch über Notlagen hinaus kann es Sie stärken, wenn nahestehende Menschen über die Krankheit und ihre Behandlung Bescheid wissen. Partner und Familie verstehen dann Ihre Situation besser. Sie sind auf Probleme vorbereitet und wissen damit umzugehen. Außerdem machen sich oft nicht nur Menschen mit Diabetes selbst, sondern auch die Angehörigen Sorgen um die Folgen der Krankheit. Deshalb ist es wichtig, sie einzubeziehen. Nützlich ist oft auch eine gemeinsame Beratung beim Arzt. Es kann auch hilfreich sein, zusammen eine Diabetesschulung zu besuchen. Und in vielen Selbsthilfegruppen sind nicht nur die Diabetiker selbst, sondern auch die Partner willkommen.

Vieles kann man zusammen mit dem Partner machen

Sie sollten daher überlegen, wer Sie auf welche Weise unterstützen kann. Nicht alles muss am Partner hängen, auch andere Familienmitglieder oder gute Freunde können an Ihrer Seite sein. Machen Sie konkrete Pläne: Wer zieht mit beim gemeinsamen Abnehmen und probiert mit Ihnen neue Gerichte aus? Mit wem verabreden Sie sich zur Radtour? Bei welcher Freundin oder welchem Freund können Sie sich aussprechen, wenn es Ihnen mal zu viel wird?

Gemeinsam fällt vieles leichter

Vor allem fällt es leichter, sich gesund zu ernähren, wenn Ihre Umgebung Sie dazu ermutigt und selbst mitmacht. Das lohnt sich auch für Zuckergesunde: Von fett- und zuckerarmer Ernährung profitiert jeder. Es ist daher weder sinnvoll noch nötig, für Sie in der Familie extra zu kochen. Gesundes Essen für die ganze Familie hat einen weiteren Vorteil: Weil die Krankheit oft durch Vererbung begünstigt wird, besteht auch für Ihre Kinder und Enkel ein erhöhtes Risiko, später Diabetes Typ 2 zu bekommen. Dieses Risiko sinkt, wenn alle gemeinsam früh auf ausgewogene Ernährung, genug Bewegung und ein vernünftiges Gewicht achten.

Von einer gesunden Lebensweise profitiert die ganze Familie

Es ist wichtig, in der Partnerschaft und der engeren Familie immer wieder über den Diabetes zu sprechen. Im Lauf der Zeit verändert sich meist einiges im Krankheitsverlauf; es gibt Erfolge, aber auch Rückschläge. So entsteht ab und zu Gesprächsbedarf – Diabetes ist kein Thema, das irgendwann „abgehakt" ist. Meist ist es besser, offene Worte zu finden als etwas „auszusitzen". Sagen Sie, wo Sie Hilfe erwarten, aber auch, wann Sie sich durch ungefragte Ratschläge bevormundet fühlen. Umgekehrt sollten Sie ebenso ein offenes Ohr für den Partner oder die Familie haben – denn Ihr Diabetes kann auch Ihre Angehörigen belasten.

Die schönen Seiten des Lebens genießen

Verzicht und Mühe sollten nicht im Mittelpunkt eines Lebens mit Diabetes stehen. Es ist zwar gut, wenn Sie Ihre Werte im grünen Bereich halten und dafür auf einiges achten, was für Zuckerge-

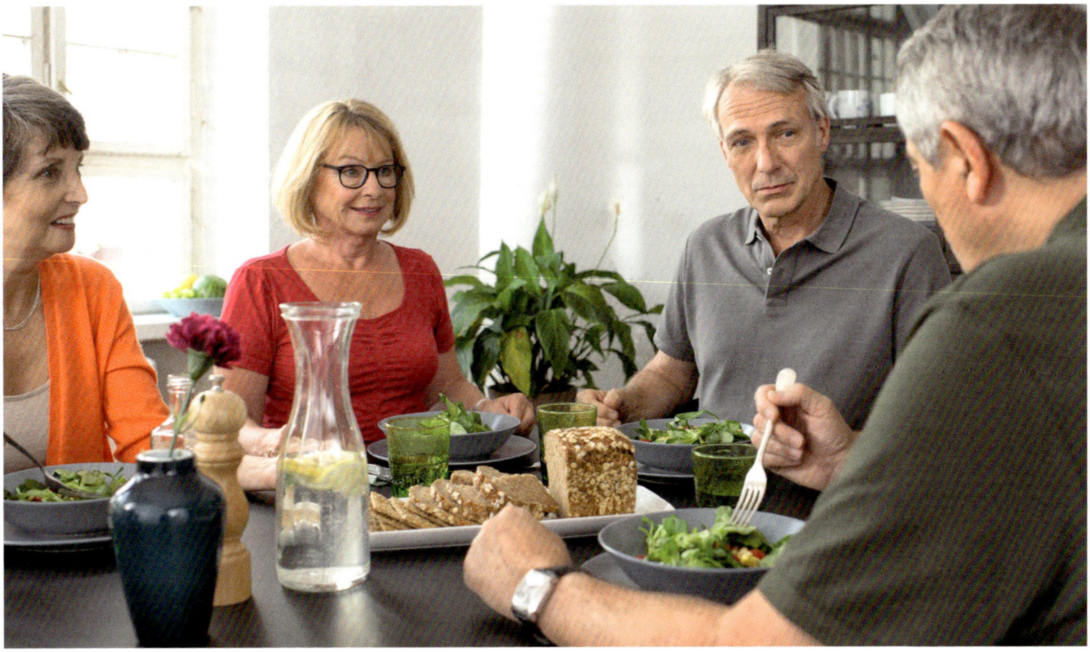

Das gesellige Beisammensein mit Freunden und Bekannten gehört zum Leben dazu und ist auch mit einer chronischen Erkrankung möglich

sunde keine Rolle spielt. Dennoch haben Sie unzählige Möglichkeiten, das Leben zu genießen – und die sollten Sie nutzen, denn sie geben Ihnen Kraft.

Feste feiern

Feste feiern gehört zum Leben dazu

Auch mit Diabetes können Sie die Feste feiern, wie sie fallen. Vor allem bei besonderen Ereignissen wie Hochzeiten oder runden Geburtstagen können Sie ruhig mit anstoßen. Der Konsum einer geringen Menge Alkohol hat meist keine schwerwiegenden Folgen, wenn Sie sie nicht auf nüchternen Magen trinken. Geringe Menge bedeutet 10 g Alkohol pro Tag (oder ein Glas Wein) bei Frauen oder 20 g bei Männern. Wenn es mehr wird – das sollte die absolute Ausnahme sein – sollten Sie unbedingt Ihren Blutzuckerspiegel im Blick haben und ihn auch vor dem Schlafengehen messen. Die Gefahr von Unterzuckerungen erhöht sich noch, wenn Sie mit Sulfonylharnstoffen oder Insulin behandelt werden. Die Hypo kann auch noch Stunden später nach dem Genuss von Alkohol auftreten. Der Wert sollte vor dem Zubettgehen nicht unter 180 mg/dl (10 mmol/mol) liegen, um einer nächtlichen Unterzuckerung vorzubeugen (→ Seite 78).

Urlaub machen

Diabetes ist kein Anlass, auf Reisen zu verzichten. Besonders bei Reisen in fernere Regionen sollten Sie aber anfangs den Blutzucker häufiger messen, um zu kontrollieren, wie die Werte reagieren. Ein anderes Klima und große Hitze, ungewohntes Essen, aber auch Zeitverschiebungen können den Blutzucker durcheinanderbringen. Vor allem, wenn Sie insulinfördernde Tabletten nehmen oder Insulin spritzen, müssen Sie eventuell die Dosis kurzzeitig anpassen. Besprechen Sie die Maßnahmen vorher mit Ihrem Arzt.

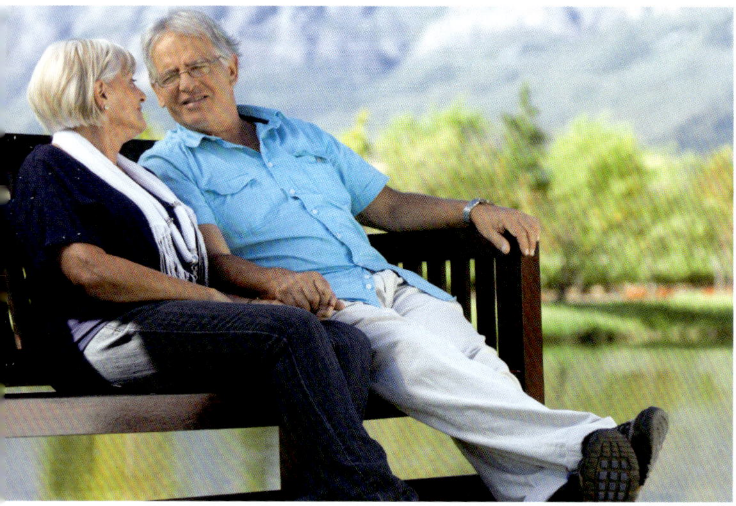

Raus aus dem alten Trott: Im Urlaub kann man die Batterien wieder aufladen

Ins Gepäck gehören alle notwendigen Medikamente und Hilfsmittel – lieber zu viel als zu wenig, weil Ersatz eventuell schwer zu beschaffen ist. Das gilt auch für Traubenzucker, den es im Ausland oft nicht gibt. Beim Fliegen gehören die wichtigsten Diabetes-Utensilien ins Handgepäck. Denken Sie daran: Sie brauchen eine ärztliche Bescheinigung, damit Sie keine Probleme bei der Sicherheitskontrolle bekommen. Beachten Sie auf Reisen auch, dass Insulin, Teststreifen und Messgeräte vor starker Hitze und Kälte geschützt werden müssen. Ein fester Begleiter sollte außerdem Ihr Gesundheitspass Diabetes sein, im Ausland zusätzlich der Internationale Diabetikerausweis. Auch eine Reisekrankenversicherung ist zu empfehlen. Achten Sie aber darauf, dass die Versicherung keine wichtigen Leistungen ausschließt – das ist bei chronischen Erkrankungen wie Diabetes oft der Fall.

Je besser die Vorbereitung, desto sorgenfreier die Reise

Hobbys und Entspannung

Auch jenseits von Höhepunkten wie Festen und Reisen sollte es in Ihrem Alltag viel Platz für Freude und Entspannung geben. Das Leben mit einer chronischen Krankheit ist manchmal stressig – je mehr Ausgleich Sie finden, umso besser. Lassen Sie es sich also gut gehen, pflegen Sie Hobbys und Interessen. Umgeben Sie sich mit Menschen, mit denen Sie sich wohlfühlen, und meiden Sie Situationen und Begegnungen, die Sie sehr belasten. Es geht nicht darum, jeder Schwierigkeit aus dem Weg zu gehen und nur noch Ihr eigenes Wohl zu verfolgen. Aber eine gute Balance zwischen Herausforderungen und Entspannung ist wichtig, um für den Alltag mit Diabetes genug Energie zu haben.

Eine gute Balance zwischen Herausforderungen und Entspannung

Kurz erklärt: Entspannungsmethoden

Als Kraftquellen eignen sich auch einige Entspannungsmethoden. Sie können helfen, Stress abzubauen und seelisch wie körperlich widerstandsfähiger zu werden.

- Autogenes Training (AT): Setzt vor allem auf Autosuggestion (Selbststeuerung durch vorgegebene Leitsätze), um komplett zu entspannen. Kann unter anderem bei Schlafstörungen helfen.
- Progressive Muskelentspannung: Die Muskelgruppen des ganzen Körpers werden der Reihe nach angespannt und dann locker gelassen. Leicht zu erlernen und anzuwenden, hilft Stress abzubauen.
- Feldenkrais: Die Übungen helfen, alte Bewegungsmuster, die zum Beispiel Verspannungen bewirken, durch neue, angemessenere zu ersetzen. Ziele sind bessere Beweglichkeit und Koordination.
- Yoga: Ein Oberbegriff für teils sehr unterschiedliche Methoden, die aber alle mit Körper-, Atem- und Meditationsübungen arbeiten. Die Absicht ist, beweglicher zu werden und Körper, Geist und Seele zu entspannen und zu kräftigen.

Bei allen Methoden ist eine gute Ausbildung der Lehrer sehr wichtig. Besprechen Sie die Aktivitäten außerdem vorher mit Ihrem Arzt.

Ihr gutes Recht

Beachten Sie, dass sich rechtliche Bestimmungen ändern können. Erkundigen Sie sich im Zweifelsfall bei den zuständigen Behörden oder juristischen Fachleuten. Die folgenden Angaben geben den Stand von Anfang 2018 wieder.

Führerschein und Autofahren

Es gibt keine Bestimmungen, die Menschen mit Diabetes pauschal untersagen, Auto zu fahren. Die Behörden setzen stark auf Selbstverantwortung. Dazu gehört, dass Sie sich nur ans Steuer setzen, wenn Ihre Werte gut eingestellt sind und dass Sie bei Anzeichen einer Stoffwechselentgleisung richtig reagieren. In einer Patientenschulung bekommen Sie vermittelt, was Sie dazu wissen sollten.

Am Steuer ist Vorsicht geboten

Unter bestimmten Bedingungen dürfen Menschen mit Diabetes aber nicht ohne Weiteres Auto fahren. Denn das Unfallrisiko ist erhöht bei

- wiederholten schweren Unterzuckerungen (Hypoglykämien)
- Hypoglykämie-Wahrnehmungsstörung
- Therapie mit Sulfonylharnstoffen und/oder Insulin
- Therapieumstellungen, vor allem nach Stoffwechselentgleisung
- häufig überhöhten Blutzuckerwerten (Hyperglykämien)
- einigen Folge- und Begleiterkrankungen

Unter diesen Bedingungen können die Behörden die Fahrerlaubnis einschränken und im Einzelfall entziehen. Sie verlangen dann meist fachärztliche oder verkehrsmedizinische Gutachten. Eventuell müssen Sie auch den Besuch einer bestimmten Schulung (zum Beispiel über Hypoglykämien) und regelmäßige Selbstkontrollen nachweisen. Besonders streng sind die Regeln für Menschen mit Diabetes, die schwere Lkws fahren oder beruflich, etwa als Taxi- oder Busfahrer, Personen befördern wollen, vor allem wenn sie Insulin spritzen. Informieren Sie sich dazu bei Ihrem Arzt, den Zulassungsbehörden und bei Selbsthilfegruppen. Generell sollten Sie am Steuer immer besonders aufmerksam auf

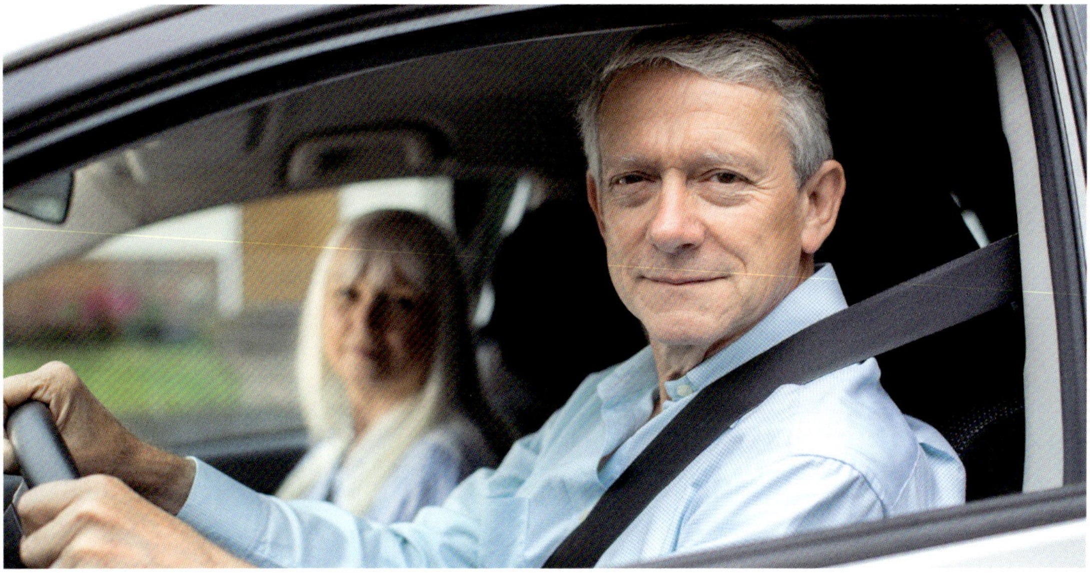

Autofahrer sollten bei Anzeichen von Über- oder Unterzuckerung sofort reagieren

Zeichen für mögliche Über- oder Unterzuckerungen achten. Und schnelle Kohlenhydrate wie Traubenzucker gehören griffbereit neben den Fahrersitz – dann können Sie sofort auf Unterzucker reagieren.

Beruf und Arbeitsleben

Prinzipiell sind Menschen mit Diabetes beruflich genauso leistungsfähig wie Zuckergesunde – vorausgesetzt, die Therapie läuft gut und die Zuckerwerte sind stabil. Sie müssen den Arbeitgeber normalerweise auch nicht über Ihre Diabetes-Erkrankung informieren oder sie in Bewerbungsgesprächen erwähnen. Aber es gibt Ausnahmen: Wenn es um Tätigkeiten geht, bei denen Sie sich und andere durch akute Stoffwechselprobleme gefährden könnten, sind Sie verpflichtet, den Arbeitgeber einzuweihen. Dasselbe gilt, wenn absehbar ist, dass Sie Ihre Aufgaben wegen der Krankheit nicht angemessen erfüllen können.

Normalerweise ist eine Information des Arbeitgebers nicht notwendig

Durch insulinfördernde Tabletten oder eine Insulintherapie erhöht sich das Risiko für Unterzuckerungen. Problematisch kann das vor allem in Berufen werden, in denen die Verantwortung für die Sicherheit anderer groß ist. Das gilt für Fernfahrer und für alle, die Personen befördern, aber auch für Berufe mit Waffeneinsatz und wichtigen Überwachungsaufgaben (Stellwerk bei der Bahn, Fluglotse u. a.). Auch wer oft auf Leitern und Gerüsten arbeiten muss, gerät durch schwere Unterzuckerungen in Gefahr. Ist das Risiko zu groß, kann es in solchen Berufen nötig sein, die Arbeitsstelle zu wechseln oder auf eine andere Tätigkeit umzuschulen.

Der Schwerbehindertenausweis

Menschen mit Diabetes gelten nicht automatisch als schwerbehindert. Doch wer gesundheitlich stark beeinträchtigt ist, kann einen Schwerbehindertenausweis beantragen. Damit sind bestimmte Rechte verbunden, um krankheitsbedingte Nachteile auszugleichen. Mit dem Schwerbehindertenausweis stehen Ihnen verschiedene Rechte zu. Dazu gehören Steuerfreibeträge, Hilfen bei speziellen Einschränkungen wie Blindheit oder Gehbehinderung, ein besonderer Kündigungsschutz am Arbeitsplatz, Befreiung von Mehrarbeit und eventuelle Umschulungen oder Fortbildungen. Außerdem kann eine frühere Altersrente beantragt werden. Ab einem Grad der Behinderung von mindestens 30 können Sie bei der Agentur für Arbeit die sogenannte Gleichstellung beantragen. Wird sie genehmigt, gilt der gleiche erweiterte Kündigungsschutz wie für Schwerbehinderte mit Ausweis.

Der Schwerbehindertenausweis bietet nicht nur Vorteile

Der Schwerbehindertenausweis bietet Vorteile, kann aber auch Nachteile mit sich bringen: Manche Versicherungen sind damit

Kurz erklärt: Grad der Behinderung

Nach dem Antrag ermittelt das zuständige Amt – meistens das Versorgungsamt – den Grad der Behinderung (GdB) auf einer Skala zwischen 0 und 100. Den Schwerbehindertenausweis gibt es ab 50 GdB. Bei Menschen mit Diabetes wird er in der Regel nur erteilt, wenn sie eine sogenannte intensivierte Insulintherapie mit mindestens vier Injektionen pro Tag durchführen und dabei die Dosis selbst anpassen. Außerdem müssen sie in Arbeit, Freizeit und Mobilität stark eingeschränkt sein.

nicht oder nur eingeschränkt abzuschließen. Und bei Bewerbungen können die Schutzregeln Arbeitgeber davon abhalten, einen Schwerbehinderten neu einzustellen. Informieren Sie sich also gründlich, bevor Sie einen Schwerbehindertenausweis beantragen.

Gemeinsam stark – was für Angehörige wichtig ist

Diabetes ist nicht nur für Sie selbst eine Herausforderung, sondern auch für Ihren Partner oder andere Familienmitglieder. Die folgenden Abschnitte richten sich daher direkt an Ihre Angehörigen – geben Sie ihnen das Buch dafür weiter oder lesen Sie den Text zusammen. Denn Diabetes geht Sie gemeinsam an und ist mit vereinten Kräften besser zu bewältigen.

Auch Angehörige leben mit der Krankheit

Was Sie als Angehöriger tun können

Den Partner, ein Kind oder einen Elternteil im Leben mit Diabetes Typ 2 zu begleiten, ist für Sie als Angehörigen nicht immer einfach. Die Krankheit und ihre Behandlung sind komplex, vieles ist im Alltag zu beachten und die möglichen Folgeschäden können ängstigen. Das belastet oft auch Partner und Familie. Zugleich sind Sie gefordert, Ihren chronisch kranken Angehörigen zu unterstützen, ihn zur Behandlung und zu einem diabetesgerechten Lebensstil zu motivieren und ihm in schlechten Zeiten den Rücken zu stärken. Auch wenn das manchmal nicht leicht ist: Es lohnt sich, denn es hilft, die Folgen der Krankheit so gering wie möglich zu halten und ihre Herausforderungen gemeinsam zu bestehen.

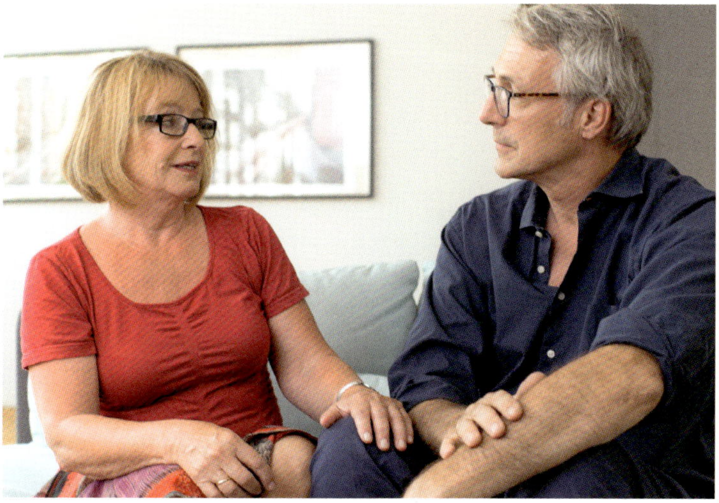

Von einer chronischen Erkrankung ist nie nur der Patient betroffen

So können Sie einen Angehörigen mit Diabetes am besten unterstützen:

- **Sich schlaumachen:** Informieren Sie sich über die Krankheit und ihre Behandlung. Wissen gibt Sicherheit und hilft, Ihren Angehörigen besser zu verstehen. Nützlich ist oft der gemeinsame Besuch einer Schulung oder beim Arzt.
- **Gemeinsam gesund leben:** Fett- und zuckerarmes Essen, genug Bewegung – auch ohne Diabetes ist das gesund. Wenn Sie sich gemeinsam fit halten und ausgewogen ernähren, fällt Ihrem Partner oder Ihrem Familienmitglied das diabetesgerechte Verhalten leichter. Und Sie tun sich zugleich selbst etwas Gutes.
- **Für Notfälle gewappnet sein:** Sie sollten wissen, wie sich Über- oder Unterzuckerungen bei Ihrem Angehörigen bemerkbar machen und was Sie im Notfall unternehmen müssen (→ Seite 74).

In Krisenzeiten ist das Gespräch besonders wichtig

- **Im Gespräch bleiben:** Das Leben mit Diabetes verläuft selten komplett konfliktfrei. Das kann zeitweise auch nahe Beziehungen belasten. Versuchen Sie, auch in Krisenzeiten im Gespräch zu bleiben und sich um gegenseitiges Verständnis zu bemühen. Es ist nicht hilfreich, wenn sich jeder zurückzieht.
- **Unterstützen, ohne zu belehren:** Achten Sie darauf, Ihren Angehörigen nicht zu bevormunden, auch wenn er sich mal nicht diabetesgerecht verhält. Ungefragte Ratschläge bewirken oft das Gegenteil, selbst wenn sie gut gemeint sind. Das gilt besonders bei den Themen Ernährung, Gewicht und Bewegung.
- **Nachsicht üben:** Schwankende Zuckerwerte beeinflussen auch die Stimmung. Versuchen Sie, nicht jede Laune persönlich zu nehmen und nachsichtig zu sein. Aber Sie sind auch nicht der Blitzableiter für alle Lasten des Diabetes. Sagen Sie, wenn Sie sich überfordert fühlen. Und falls Konflikte sich zuspitzen, sollten Sie zusammen professionelle Hilfe suchen.

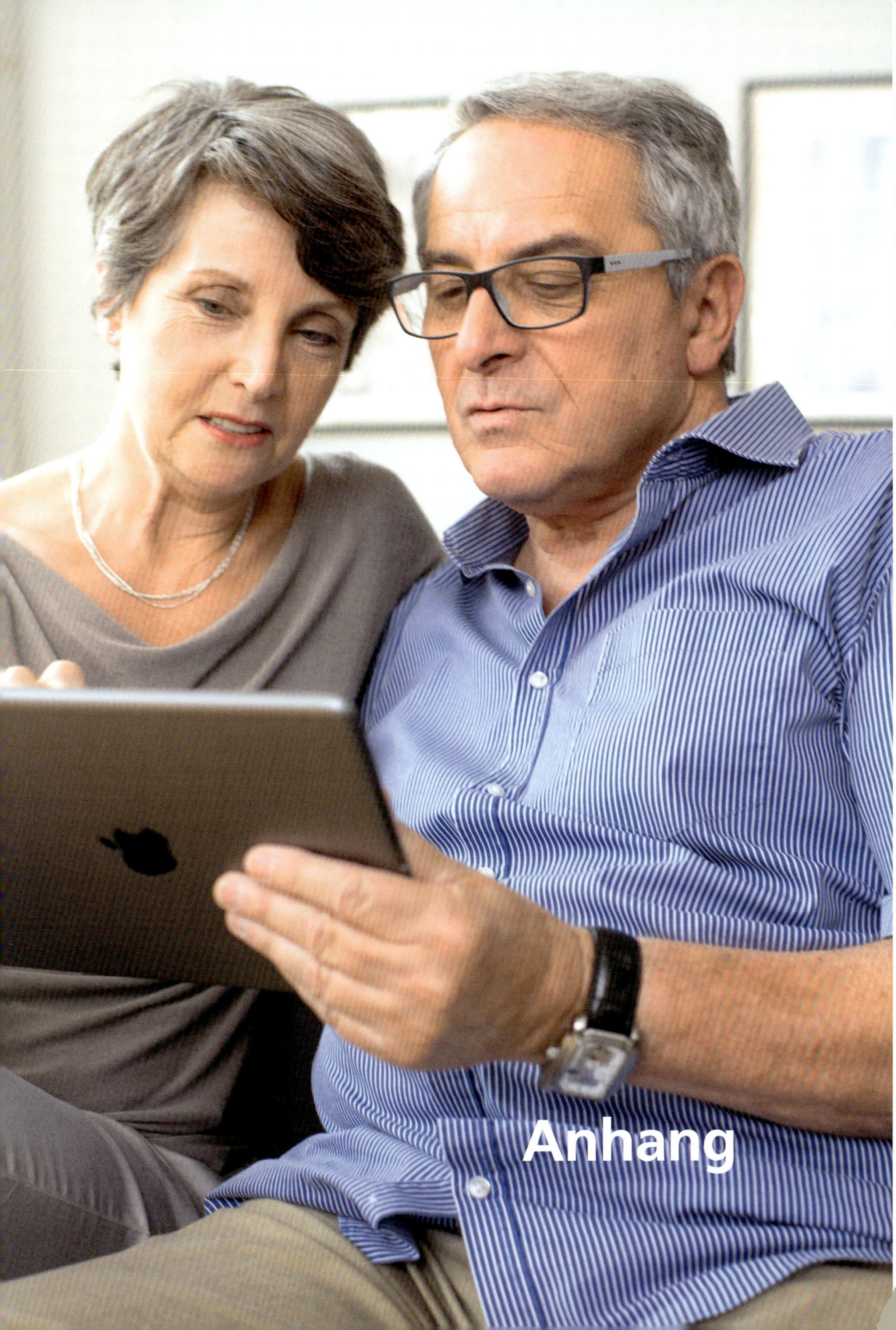

Anhang

Wichtige Fachausdrücke

ACE-Hemmer: Medikamente zur Behandlung von Bluthochdruck und Herzinsuffizienz. Sie regulieren den Wasserhaushalt im Körper und senken die Gefäßspannung.

Adipositas: Starkes bzw. krankhaftes Übergewicht

Antihypertensiva: Medikamente zur Behandlung von Bluthochdruck

Arteriosklerose: Fortschreitende Veränderungen an den Innenwänden der arteriellen Blutgefäße, die zu einer Verengung der Gefäße führen

Autonome Neuropathie: Erkrankung von Nerven des autonomen Nervensystems, das Funktionen wie Atmung, Herzschlag, Verdauung und die Blasenentleerung kontrolliert

Bauchspeicheldrüse: Im Oberbauch liegendes Organ, das sowohl Verdauungsenzyme als auch Insulin und das Hormon Glukagon produziert

Betablocker: Medikamente, die den Blutdruck senken und die Herzfrequenz regulieren

Blutzucker: Konzentration von Traubenzucker (Glukose) im Blut. Glukose wird im Blut zu den Körperzellen transportiert.

Body-Mass-Index (BMI): Maßzahl, die das Körpergewicht zur Körpergröße im Quadrat ins Verhältnis setzt

Cholesterin: Fettartige Substanz (Lipid), die im Körper zahlreiche Aufgaben erfüllt

Diabetisches Fußsyndrom: Folgekomplikation des Diabetes, die auf Störungen der Durchblutung und der Nervenfunktion beruht. Kleinste Verletzungen infizieren sich unbemerkt und können große, schlecht heilende Wunden hervorrufen.

Diabetische Nephropathie: Fortschreitende Nierenschwäche infolge Diabetes mellitus. Erhöhter Blutzucker und Bluthochdruck schädigen die Nierenkörperchen, deren Filterleistung in der Folge abnimmt.

Diabetische Neuropathie: Nervenerkrankung infolge Diabetes mellitus. Je nachdem, welche Nerven durch den hohen Blutzucker geschädigt werden, treten unterschiedliche Beschwerden auf. Häufig sind Missempfindungen im Bereich der Hände und Füße sowie mangelnde Empfindsamkeit.

Diabetische Retinopathie: Erkrankung der Netzhaut infolge Diabetes mellitus. Einblutungen und Gefäßwucherungen können zu Sehverlusten führen.

Dialyse: Künstliche Blutwäsche, die bei fortgeschrittener Nierenschwäche erforderlich ist

Diastolischer Blutdruck: Er bildet den Moment ab, wenn der Herzmuskel erschlafft. Es handelt sich um den zweiten der beiden Werte, die beim Blutdruckmessen ermittelt werden.

Disease-Management-Programm (DMP): Strukturiertes Programm zur Behandlung chronischer Krankheiten. Die angewendeten Behandlungsmaßnahmen sind evidenzbasiert (gut abgesichert) und nach aktuellem Kenntnisstand bestgeeignet, um die jeweilige Krankheit erfolgreich zu managen.

Diuretika: Medikamente zur Behandlung von Bluthochdruck und Herzinsuffizienz. Sie schwemmen Wasser aus und reduzieren so das Blutvolumen. Der Blutdruck sinkt und das Herz wird entlastet.

Evidenzbasierte Medizin: Medizinische Maßnahmen müssen vor der breiten Anwendung sorgfältig geprüft werden. Evidenzbasiert bedeutet, dass umfangreiche Daten vorhanden sind, die ein fundiertes Urteil über Wirksamkeit und Verträglichkeit der jeweiligen medizinischen Maßnahme erlauben.

Glukagon: Als Gegenspieler von Insulin führt das Hormon Glukagon zu einem Anstieg des Blutzuckers, indem es die Produktion von Glukose in der Leber erhöht.

Glukose: Traubenzucker, Hauptenergielieferant aller Körperzellen

Glykämischer Index: Zeigt an, in welchem Ausmaß ein kohlenhydrathaltiges Lebensmittel den Blutzucker ansteigen lässt

HbA1c: Anteil des Blutfarbstoffs Hämoglobin, der in verzuckerter Form vorliegt. Der HbA1c erlaubt Rückschlüsse auf die Blutzuckereinstellung in den letzten acht bis zwölf Wochen.

HDL-Cholesterin (High-Density-Lipoprotein)**:** Cholesterin-Transportform im Blut. HDL kann eingelagertes Cholesterin wieder aus den Gefäßwänden entfernen. Ein hoher HDL-Wert ist deshalb vorteilhaft zur Senkung des Risikos für Herz- und Gefäßerkrankungen.

Hyperglykämie: Zu hohe Konzentration von Zucker (Glukose) im Blut. Eine auf Dauer bestehende Hyperglykämie führt zu einer beschleunigten Arteriosklerose. Schäden an Herz, Nieren und Augen können die Folge sein.

Hyperinsulinämie: zu hohe Insulinkonzentration im Blut. Die Hyperinsulinämie kann Folge einer verringerten Insulinempfindlichkeit sein, weil der Körper versucht, diese durch ein Mehr an Insulin auszugleichen.

Hypertonie: Bluthochdruck

Hypoglykämie: Zu niedrige Konzentration von Zucker (Glukose) im Blut. Erste

Anzeichen einer Hypoglykämie sind Zittern, Herzrasen und Schweißausbrüche.

Insulin: Hormon, das den Zuckereinstrom in die Zellen steigert. Dies führt dazu, dass der Blutzucker sinkt. Die Bauchspeicheldrüse schüttet laufend kleine und nach jeder Mahlzeit größere Mengen Insulin aus. So wird der Blutzuckerspiegel immer im Normbereich gehalten.

Insulinresistenz: Beim Typ-2-Diabetes ist die Insulinempfindlichkeit der Zellen gegenüber Insulin vermindert. Deshalb können sie nicht genug Zucker aus dem Blut aufnehmen. In der Folge steigt die Zuckerkonzentration im Blut an.

Kapillaren: Winzige Verzweigungen der Blutgefäße, über die der Stoffaustausch zwischen Blut und Zellen erfolgt

Kardiovaskulär: Herz und Blutgefäße betreffend

Kohlenhydrate: Nahrungsbestandteile, die aus kurzen oder längeren Zuckerketten bestehen. Kohlenhydrate werden im Darm zu Traubenzucker gespalten und sind wichtige Energiequellen.

Koronare Herzkrankheit: Herzkrankheit, bei der es infolge Arteriosklerose der Herzkranzgefäße zu einer Unterversorgung des Herzmuskels mit Sauerstoff kommt. Typisch sind Angina-pectoris-Beschwerden (Engegefühl und Schmerzen in der Brust).

Laser-Photokoagulation: Behandlungsmethode bei diabetischer Retinopathie. Mit dem Laser werden Netzhautbezirke mit ausgeprägten Gefäßschäden verödet, um Gefäßwucherungen und Einblutungen in die Netzhaut zu verhindern.

LDL-Cholesterin (Low-Density-Lipoprotein)**:** Cholesterin-Transportform im Blut, aus der Cholesterin in geschädigte Blutgefäßwände eingelagert werden kann. Ein hohes LDL-Cholesterin ist deshalb mit einem erhöhten Risiko für Herz- und Gefäßerkrankungen verbunden.

Makroangiopathie: Arterioklerose größerer arterieller Blutgefäße wie z. B. der Herzkranzgefäße, die das Herz mit Sauerstoff versorgen. KHK und Herzinfarkt sind Formen der diabetischen Makroangiopathie.

Metabolisches Syndrom: Insulinresistenz, Bluthochdruck, Fettstoffwechselstörungen und bauchbetonte Adipositas, die oft gemeinsam auftreten und als Vorstufe des Typ-2-Diabetes anzusehen sind. In der Summe führen die verschiedenen Störungen bereits im Vorfeld des Typ-2-Diabetes zu einem deutlichen Anstieg des Herz- und Gefäßrisikos.

Mikroalbuminurie: Ausscheidung geringer Mengen von Eiweiß im Urin. Dies kann auf eine beginnende diabetische

Nephropathie hindeuten, weshalb der Eiweißgehalt des Urins bei Typ-2-Diabetikern je nach Risikoprofil gegebenenfalls regelmäßig überprüft werden soll.

Mikroangiopathie: Arteriosklerose kleiner arterieller Blutgefäße. Diabetische Nephropathie und Retinopathie sind Mikroangiopathien.

Niereninsuffizienz: Nierenschwäche, die auf einer reduzierten Filterleistung der Nierenkörperchen beruht

Orale Antidiabetika: Medikamente in Tablettenform zur Behandlung des Typ-2-Diabetes

Pen: Instrument, mit dem sich Patienten Insulin leicht und schmerzfrei selbst injizieren können

Periphere Neuropathie: Funktionsstörung von Nerven des peripheren Nervensystems. Sind sensible Nervenfasern betroffen, kommt es zu Empfindungsstörungen und Schmerzen.

Podologe: Medizinischer Fußpfleger

Rehabilitation: Maßnahmenprogramm mit dem Ziel, die Lebensqualität chronisch kranker Menschen im Alltag zu optimieren. Dabei werden körperliche, psychische und soziale Aspekte berücksichtigt.

Schaufensterkrankheit: Periphere arterielle Verschlusskrankheit (PAVK), bei der es infolge einer Arteriosklerose zu Durchblutungsstörungen in den Beinen kommt. Betroffene legen wegen der Schmerzen in den Beinen beim Gehen manchmal eine Pause ein und bleiben vor einem Schaufenster stehen.

Statine: Medikamente zur Behandlung von Fettstoffwechselstörungen. Sie senken in erster Linie erhöhte LDL-Cholesterin-Spiegel.

Systolischer Blutdruck: Er bildet den Moment ab, wenn sich der Herzmuskel zusammenzieht. Es handelt sich um den ersten der beiden Werte, die beim Blutdruckmessen ermittelt werden.

Sulfonylharnstoffe: Orale Antidiabetika zur Behandlung des Typ-2-Diabetes. Sie steigern die Insulinausschüttung und senken so den Blutzucker.

Thrombozyten: Blutzellen, die eine wichtige Rolle bei der Blutgerinnung spielen. Thrombozyten (Blutplättchen) können sich zu Blutgerinnseln zusammenklumpen und zu Gefäßverschlüssen führen.

Thrombozytenaggregationshemmer: Medikamente, die ein Zusammenklumpen von Blutplättchen und damit die Bildung von Blutgerinnseln verhindern. Sie kommen z.B. nach einem Herzinfarkt zum Einsatz.

Stichwortverzeichnis

Rat und Hilfe

Lesetipps

Diabetes mellitus Typ 2

Ellen Jahn: Diabetes Typ 2 – Wie Sie gezielt gegensteuern. Stiftung Warentest, 3. Aufl., erscheint im Mai 2019; 192 Seiten, 19,90 Euro, ISBN 978-3-747100-42-4

Bernhard Kulzer u.a.: Typ-2-Diabetes selbst behandeln. Ein Leitfaden für den Alltag. Medias 2 – Basis Patientenbuch. Kirchheim, 16., überarbeitete Aufl. 2018, 192 Seiten, 9,70 Euro, ISBN 978-3-87409-671-3, bestellbar über www.kirchheim-shop.de

Bernhard Kulzer u.a.: Typ-2-Diabetes: Insulin nach Maß, Medias 2 BOT+SIT+CT Patientenbuch. Kirchheim, 1. Aufl. 2015, 135 Seiten, 11,50 Euro ISBN 978-3-87409-594-5, bestellbar über www.kirchheim-shop.de

Bernhard Kulzer u.a.: Typ-2-Diabetes: Insulin nach Bedarf, Medias 2 ICT Patientenbuch. Kirchheim, 5. Aufl. 2018, 192 Seiten, 11,50 Euro, ISBN 978-3-87409-642-3, bestellbar über www.kirchheim-shop.de

Gesundes Leben

Doris Lübke, Berend Willms: Diabetes Typ 2 – Rezeptklassiker für jeden. Trias, 6. Aufl. 2014, 256 Seiten, 19,99 Euro, ISBN 978-3-83048-296-3

Matthias Riedl: Diabetes-Kochbuch – Genussvoll den Blutzucker im Griff. Gräfe & Unzer, 6. Aufl. 2015, 192 Seiten, 19,99 Euro, ISBN 978-3-83384-427-0

Miriam Schaufler, Walter A. Drössler: Vegetarisch genießen für Diabetiker. Schlütersche, 1. Aufl. 2014, 144 Seiten, 19,95 Euro, ISBN 978-3-89993-748-0

Ralf Kriegel, Johannes Roschinsky: Sport und Bewegung bei Diabetes – Ein Ratgeber für die Praxis. Meyer & Meyer Sport, 1. Aufl. 2009, 208 Seiten, 16,95 Euro, ISBN 978-3-89899-409-5

Sven-David Müller: Diabetes-Ampel – BE und Kalorien von über 2.600 Lebensmitteln. Trias, 8. Aufl. 2016, 128 Seiten, 9,99 Euro, ISBN 978-3-43210-209-2

Unternehmen, Organisationen, Gesellschaften

AOK – Die Gesundheitskasse

Ihre AOK vor Ort informiert Sie jederzeit gern über alle Fragen in Zusammenhang mit dem Behandlungsprogramm AOK-Curaplan Diabetes. Informationen finden Sie auch im Internet unter
→ www.aok-curaplan.de

Deutscher Diabetiker Bund e. V. (DDB)

Die Patientenselbsthilfeorganisation ist in 16 Landes- bzw. Regionalverbände gegliedert. Die Gruppen in Ihrer Nähe finden Sie hier:
→ www.diabetikerbund.de

DiabetesDE – Deutsche Diabetes-Hilfe

DiabetesDE ist eine Dachorganisation, in der Ärzte, Forscher, Diabetesberater und Menschen mit Diabetes zusammenarbeitern. Die Diabetiker haben sich in der Deutschen Diabetes-Hilfe – Menschen mit Diabetes e.V. (DDH-M) zusammengeschlossen. Die DDH-M ist in fünf Landesverbände (für neun Bundesländer) gegliedert. Ein Verzeichnis der Gruppen finden Sie hier:
→ www.menschen-mit-diabetes.de
DiabetesDE bietet einmal monatlich einen Experten-Chat und eine Telefonsprechstunde an. Mehr Informationen darüber finden Sie hier:
→ www.diabetesde.org/kompetenz
→ www.diabetesde.org/helfen

Deutsches Diabetes-Zentrum (DDZ)

Das Internetangebot des DDZ für Patienten mit vielen informativen Beiträgen
→ www.diabetes-heute.de

Diabetesinformationsdienst München des Helmholtz Zentrums

Die Website des Diabetesinformationsdienstes bietet viele Informationen zum Thema Diabetes und seine Behandlung.
→ www.diabetesinformationsdienst-muenchen.de

Arbeitsgemeinschaft Diabetes und Psychologie, DDG Diabetes und Psychologie e. V.

Menschen mit Diabetes erhalten Informationen und Rat unter anderem zu den Themen Diabetes und Angst, Depressionen, Unterzuckerung sowie Sexualität und Partnerschaft.
→ www.diabetes-psychologie.de

Arbeitsgemeinschaft Diabetes, Sport und Bewegung der DDG e.V.
→ www.diabetes-bewegung.de

Deutsche Gesellschaft für Ernährung (DGE)
Hier können Sie sich über aktuelle Empfehlungen zur Ernährung bei Diabetes informieren.
→ www.dge.de

Weitere Internetadressen

www.diabsite.de
Das Portal bietet Informationen rund um das Thema Diabetes sowie den Diabetes-Weblog und das Diabetes-Radio mit Hörbeiträgen
→ www.diabetes-radio.de

www.diabetes.news.de
Hinter dem Portal steht ein Netzwerk aus erfahrenen niedergelassenen Diabetologen, die sich zur Einhaltung von Qualitätskriterien verpflichtet haben.

www.diabetes-ratgeber.net
Website der Apotheken-Umschau mit Hintergrundinformation zu der Erkrankung, Therapie und Gesundheit.

www.gesundheitsinformation.de
Die vom Institut für Qualität und Wirtschaftlichkeit im Gesundheitswesen (IQWiG) betriebene Website bietet leicht verständliche und gesicherte Informationen zu zahlreichen Erkrankungen und zu ihrer Behandlung.

Die hier aufgeführten Literaturtipps, Adressen und Internetadressen stellen nur eine kleine Auswahl dar, die keinen Anspruch auf Vollständigkeit erhebt. Die aufgeführten Internetseiten enthalten Links zu weiteren Internetangeboten. Auf die Inhalte dieser und der verlinkten Websites hat die AOK keinen Einfluss. Sie schließt deshalb jegliche Gewähr, Haftung und Verantwortung für die Richtigkeit der Inhalte dieser Internetseiten aus.